シリーズ・福祉と医療の現場から 4

稲葉晃子［著］

脊柱管狭窄症をトレーニングで治す

未来のための「腰再生」

WELFARE AND MEDICAL

ミネルヴァ書房

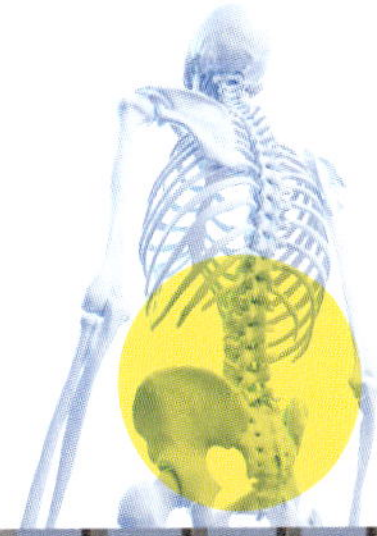

腰痛回復の「道案内人」

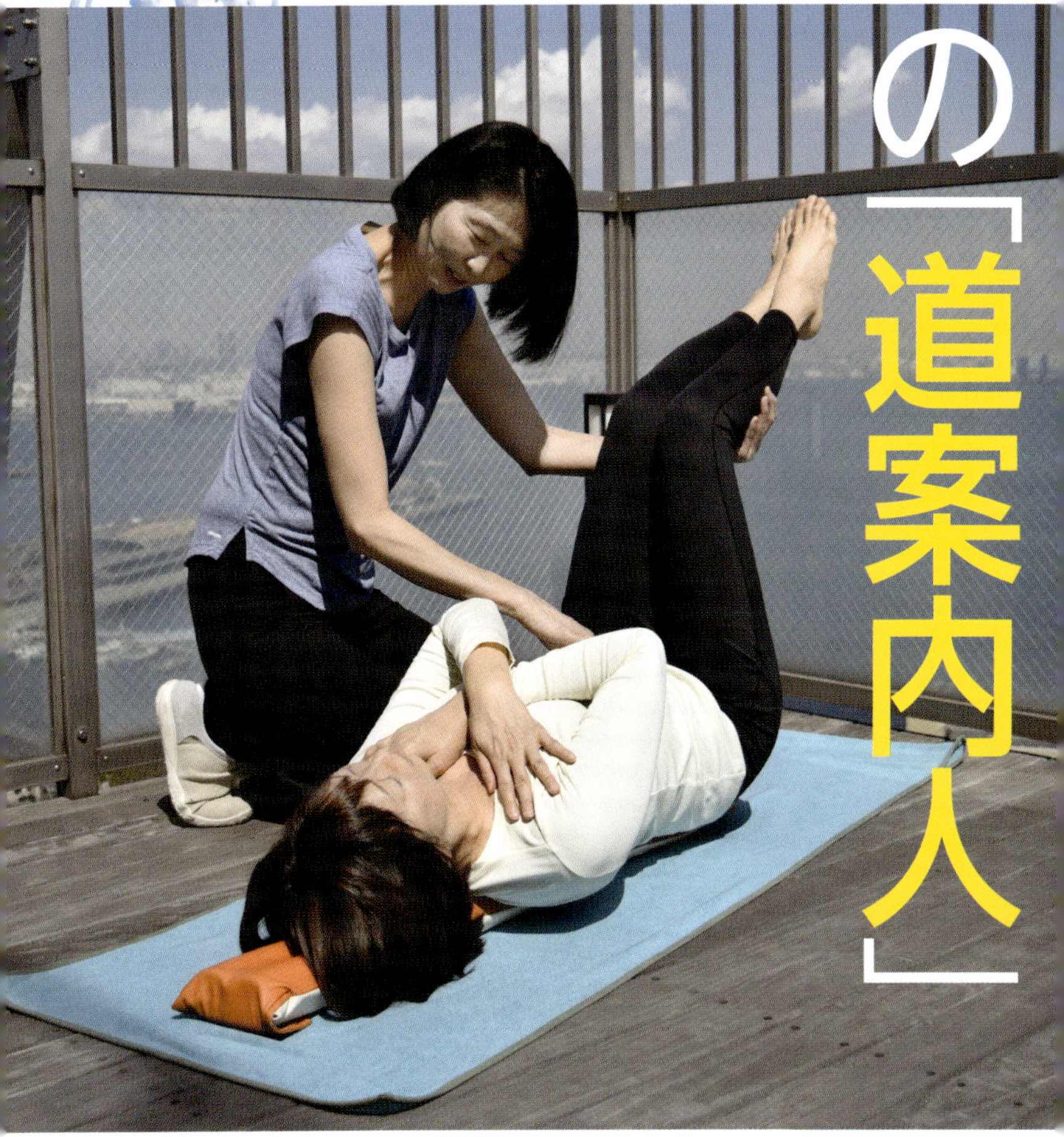

バレーボール選手を経て、米国NATA《エヌエーティーエー》認定アスレティックトレーナーに転身した筆者。
トップアスリートから一般の方まで、脊柱管狭窄症を含む腰痛でお困りの方々を、トレーニングで回復の道へと導いている。

ユニチカ時代、試合中にアタックを決める筆者。

バレーボール選手時代

高校卒業後、ユニチカの女子バレー部に入部。
1989年には全日本チームに
選出され、ワールドカップに
出場。選手時代に自身も
腰痛を経験し、
トレーニングの
大切さに気づく。

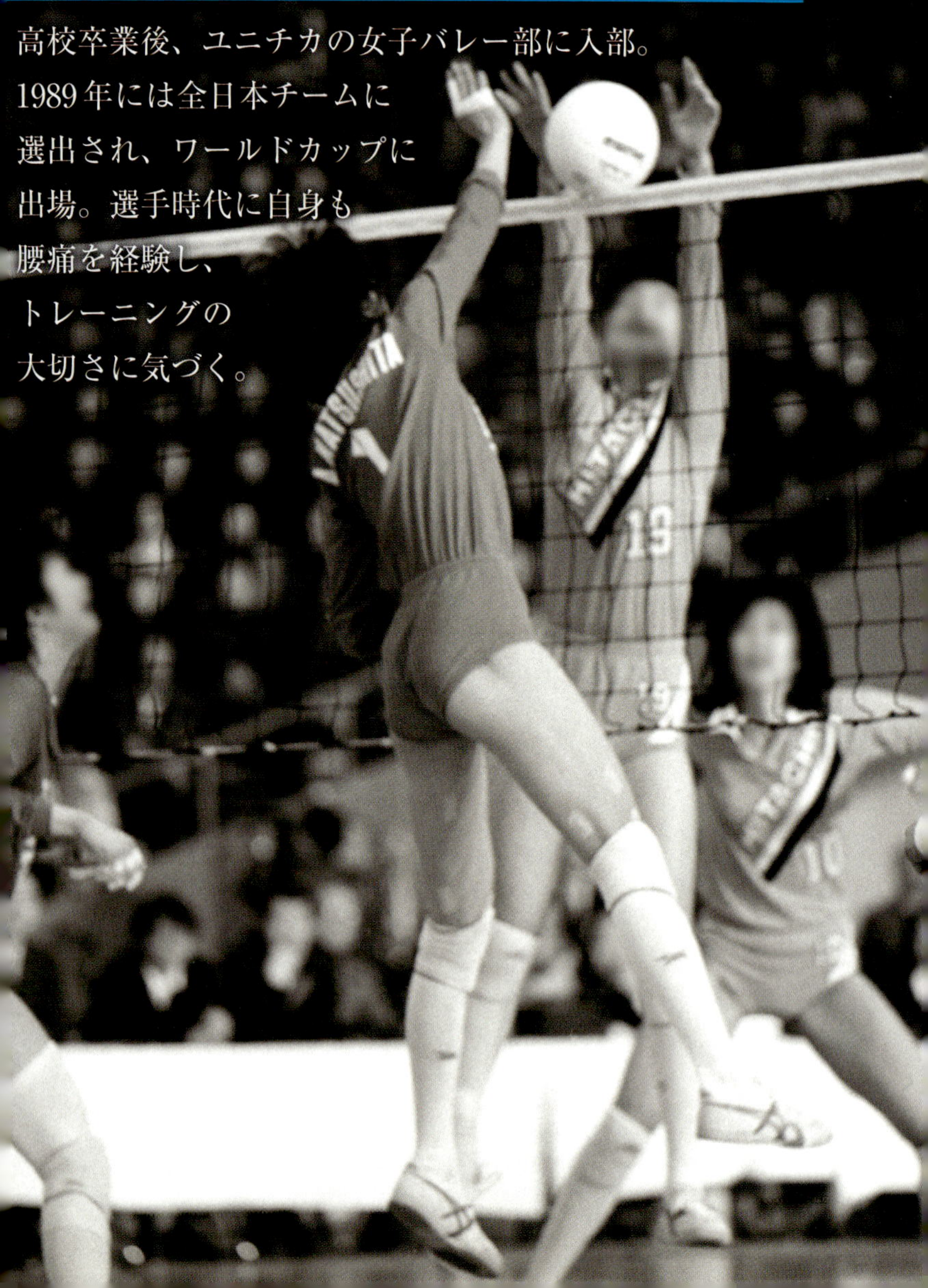

アメリカ生活

引退後、トレーナーの道をこころざし単身渡米。トレーナーとしての技術と心得を学ぶ。

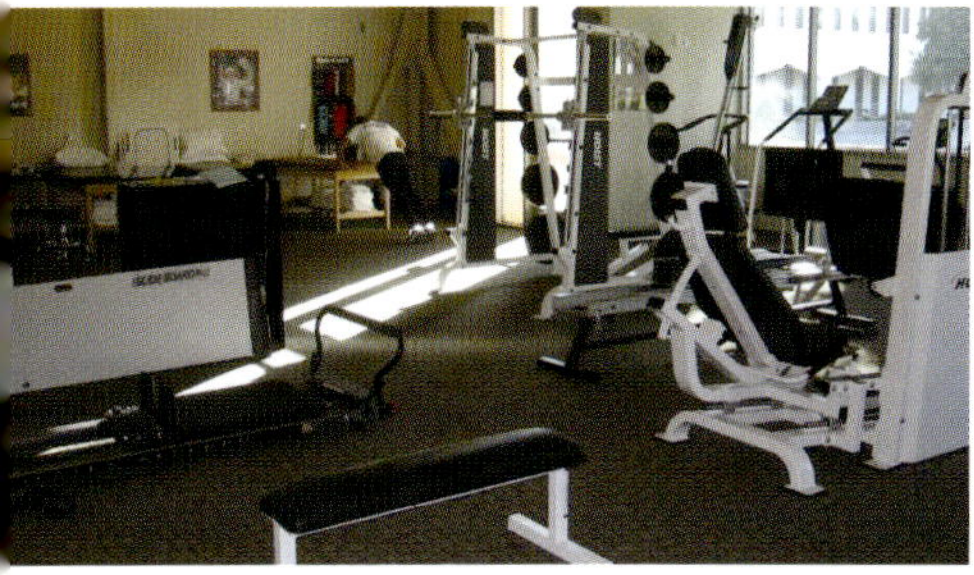

当時最先端の機器がそろった、カリフォルニア州立大学フラトン校の理学療法室。

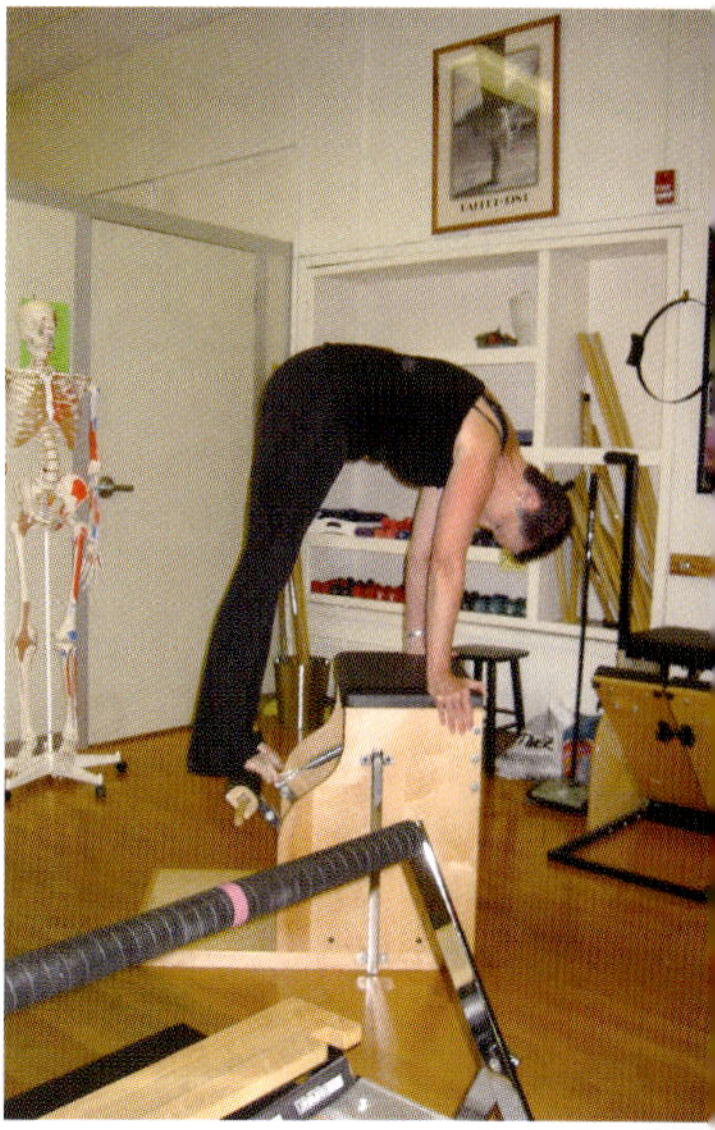

アメリカのMt.《マウント》 San《サン》 Antonio《アントニオ》 College《カレッジ》で受講したピラティス（→p96）の講義。

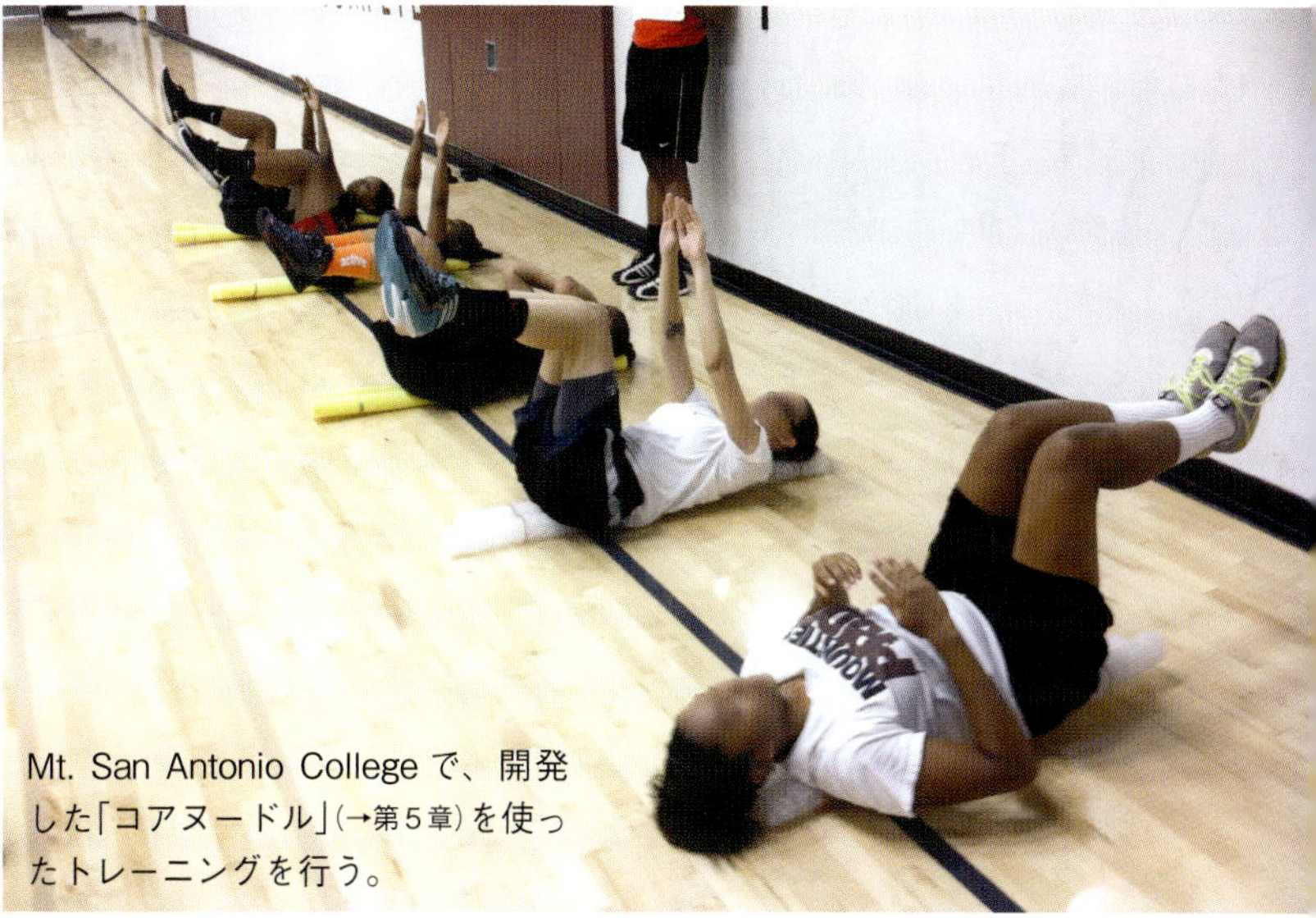

Mt. San Antonio College で、開発した「コアヌードル」（→第５章）を使ったトレーニングを行う。

レッスン風景

現在は、筆者が試行錯誤の末に開発した「コアヌードル」を活用し、多くの方々にレッスンを行う。

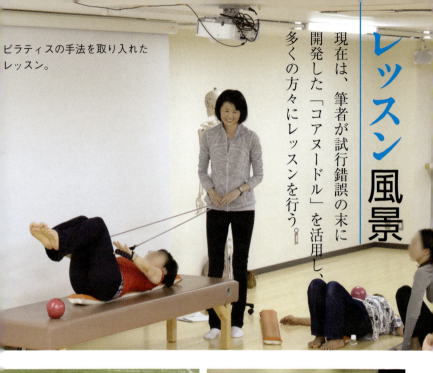

ピラティスの手法を取り入れたレッスン。

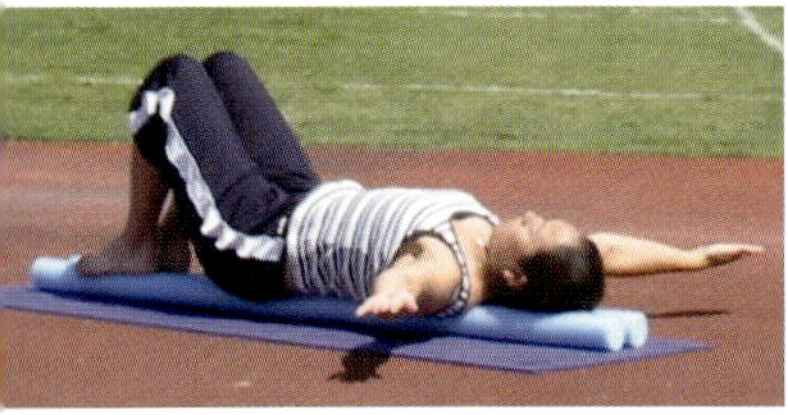

元プロソフトボールプレーヤーの村上《むらかみ》真由美《まゆみ》選手（→p160）。

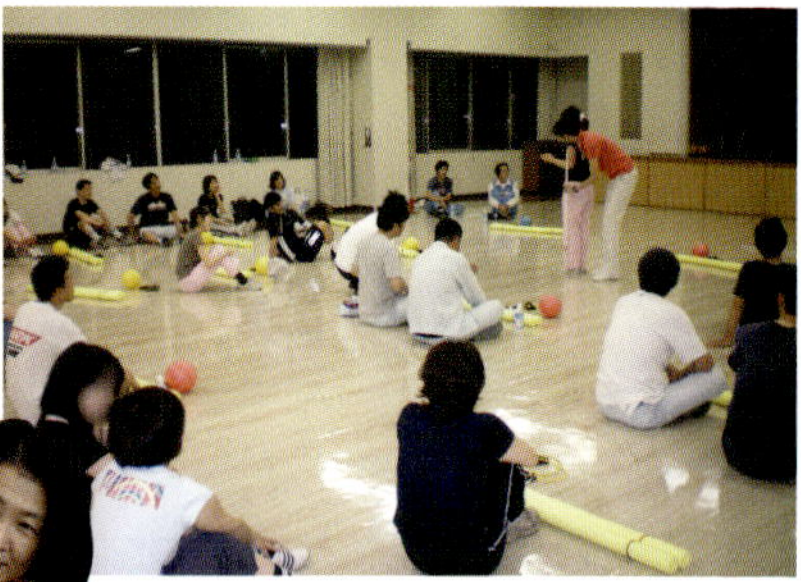

一般の方向けのセミナー。

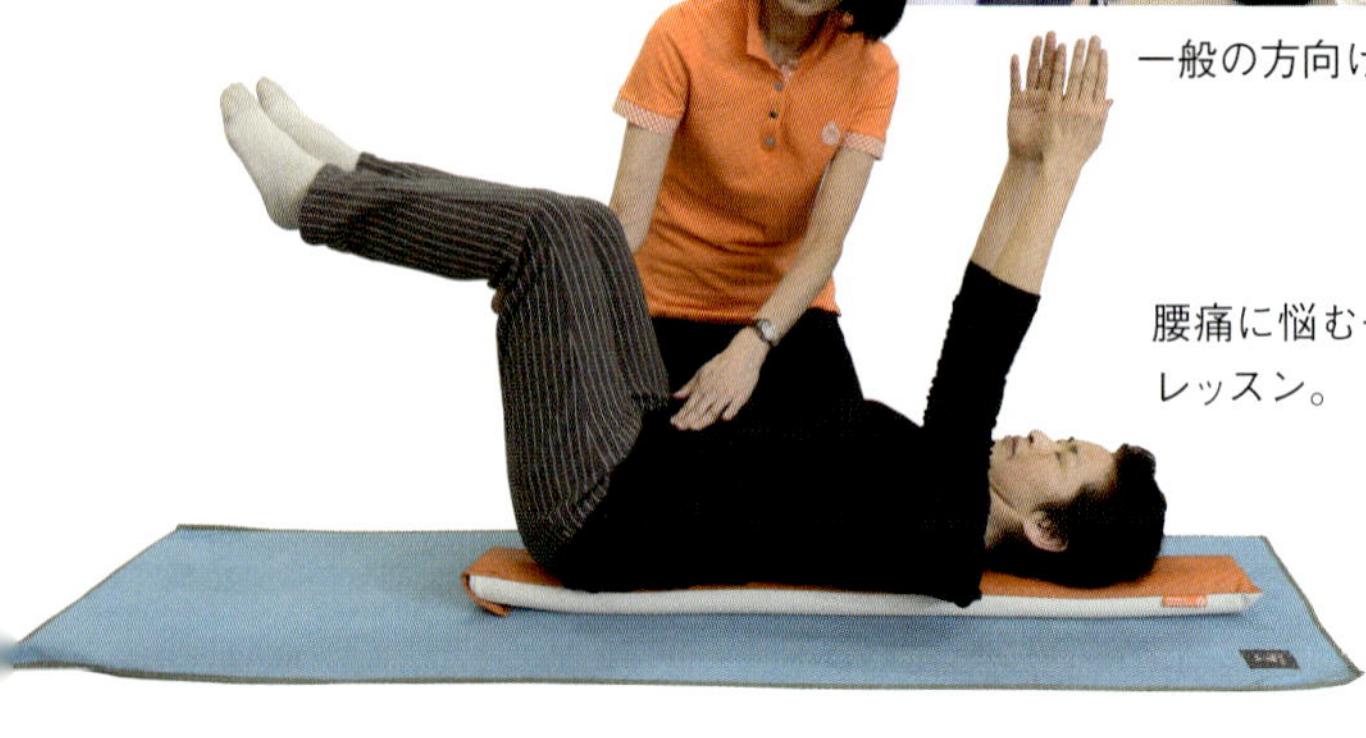

腰痛に悩む一般の方へのレッスン。

はじめに

二〇一六年も師走に入ったある日のことです。東京でも最高気温が五度と、その冬最大の寒気がやってきていました。その数日前までは小春日和が続いていただけに、寒さが応えます。

その日私は、東京都国立市の、ある事務所を訪ねました。

「はじめまして、稲葉晃子です」

「よく来てくださいました。稲葉茂勝《いなばしげかつ》です」

玄関先で、靴を脱ぐようになっているところは、おそらく二十センチほどは低くなっていましたが、彼と私の目線は同じくらいの高さだったようです。

「背ぇ高いですね」と、おっしゃいながら、応接に通されました。

じつは、その数日前、彼は『けんいち』という新しい雑誌に紹介された私に、「手術をしないで治したいので、トレーニングを指導してほしい」と、電話と書面で連絡してくださっていたのです。

「稲葉」つながりでピンときたのかと思ったら、あとで聞いたところ、そうでもなく、『けんいち』の編集長から紹介を受けたとのことでした。『けんいち』とは、「健康一番」からとったネーミングの、ベースボール・マガジン社の新創刊雑誌です。

「リリカで痛みを抑えればなんとか歩けるので、品川にいきます」と遠慮気味におっしゃるので、私のほうから伺うことにしたのです。

私にお送りくださった書面には、「自己申告」とあり、次のようなことが書いてありました。

■症状：現在左記三つの自覚症状がある。
①左股関節《こかんせつ》に電撃痛。
②尾《び》てい骨《こつ》の痛み。
③左臀部《でんぶ》から大腿《だいたい》、時に左脚全体に鈍痛。間欠跛行《かんけつはこう》。

■経緯：❶一年半ほど前に、風呂場ですべり、左脚の股関節の筋を伸ばした。気にせず放っておいたが、左股関節の可動域が狭くなったように感じている。

❷二〇一四年一月から本格的なダイエットを行って、二年でおよそ二十五キロの減量に成功。

❸尻の筋肉がなくなり、尾てい骨が直接ぶつかるようになって、触れた際に痛みを感じるようになってきた。

❹二〇一六年の十一月十三日、突然、左脚に激痛。間欠跛行らしき状態になる。

■診断：二〇一六年十一月末に整形外科を受診。当初、坐骨神経痛《ざこつしんけいつう》と言われ、ビタミンB12を投与される。全く改善せず、MRI撮影。腰椎《ようつい》の四番と五番の間の狭窄《きょうさく》が原因で、三つの痛みは全てが脊柱管狭窄症《せきちゅうかんきょうさくしょう》に起因するとの診断。手術を考えるように言われた。血液検査では、リュウマチの疑いはないとのこと。痛みが激しいので、リリカ七十五ミリグラムを朝夕処方される。ただ、眠気がひどくなるので、実際には朝は飲まなかった。

そうしたなか、医師のほうから、セカンドオピニオンを勧められ、総合病院の整形外科医を受診（ＭＲＩ持参）。所見は同じだったが、そこでは保存療法で、インナーマッスルのトレーニングを勧められる（ただし、数か月以内に改善が見られなければ、手術も検討するようにと）。

私は、その書面を読んで、これだけ冷静に自己分析される方、しかも、二年間で二十五キロのダイエット？　どういう方だろうと、自分の興味もあって国立へ訪問したのでした。

同じ高さで見た稲葉さんの目は、チャレンジャーのものそのものでした。なんとしてでも、トレーニングで治してやる！　そんなふうに、私は感じました。

一時間半ほど話し合ったあとの玄関で、「高いところから失礼します。あっ、段差があっても高くないですね」とおっしゃいながら、「治りますか」と聞かれました。

私は「大丈夫です。今はとにかく、セカンドオピニオンをもらった整形外科医の意見に沿って数か月を目処に頑張りましょう」と答えました。

これほど自己管理ができる方は、これからはじまる長期間のトレーニングに打ち勝ち、手術を回避されるだろうと確信していたからです。

脊柱管狭窄症は、今や国民病ともいわれています（詳しくは第四章）。

現在、脊柱管狭窄症の症状が出はじめた多くの方がＭＲＩ（磁気共鳴画像法）などの画像診断の結果、正式に、脊柱管狭窄症と診断されることになります。

しかし、脊柱管狭窄症には、その予備軍がすさまじくたくさんいます。まだ症状が出ていない方でも多かれ少なかれ、加齢とともに脊柱管や背骨《せぼね》にはなんらかの変形が見られるはずなのです。

じつは、脊柱管狭窄症の人には、症状が出る人と出ない人がいます。いつ症状が出てもおかしくない「脊柱管狭窄症予備軍」の数は、高齢者だけではなく、若年層にも増えているのです。

私自身も三十代後半に、分離すべり症により脊柱管の狭窄がはじまり、医師から手術を勧められました。しかし、あれから十五年ほど経ちますが、私は手術はしていませんし、今後も絶対にするつもりはありません。その理由は、第一章でお話ししたいと思います。

私は、ユニチカの女子バレーボール部のキャプテンを一九八六年春から一九九〇年春までの四年間ほど務め、一九八九年には、全日本チームにも選んでいただきました。一九九〇年引退。その後は、アメリカの大学で勉強し、NATA《エヌエーティーエー》（National Athletic Trainers' Association：全米アスレティックトレーナー協会）の認定アスレティックトレーナーになりました。

「アスレティックトレーナーって、何？」と思われるでしょうが、それについては、第二章に書きたいと思います。

私は、腰痛は大きく分けて二種類あると考えています。急性か慢性かです。

急性は事故などを含め、動作に関係なく激しい痛みがあるもの。その場合には、すぐに医師の診断が必要です。

一方、慢性の腰痛は、ほとんどの場合、間違った体の使い方に起因しています。

要因が一つであることは珍しく、腰痛歴が長い方ほど、その要因は複雑に絡み合い、一つひとつの要因を取り除く作業が必要となるのです。

その作業とは、ずばり「腰再生プログラム」なのです。この「腰再生」こそが、慢性腰痛のこわさを自分で克服する作業なのです。

そう考える私に、この本を書くように勧めてくださったのは稲葉茂勝さんでした。

彼は、治ってきたのでした。

彼の症状は、三か月ほどでかなり解消されました。間欠跛行はもうありません。気になっていた尾骨の痛みは臀部の筋肉のトレーニングでだいぶ緩和され、また、股関節の電撃痛が起こる回数がめっきり減ってきました。これは、稲葉さんが頑張られたからで、何よりも治したいという強い気持ちによるものです。私はただ、その道案内人であっただけです。

この本では、私の道案内の内容を紹介したいと思いますが、多くの皆さんの「腰再生プログラム」に挑戦するモチベーションを高めるために、私自身のこと、私が体験、経験したさまざまな話を書くことにしました。これも、稲葉さんの勧めでした。彼は編集者です。

私の場合、腰だけではなく首も、将来、脊柱管狭窄症になると思います。でも、私の原因はすでに紐解《ひもと》かれています。今は、「腰再生プログラム」の五つのステップ（詳しくは第五章）に沿ってコツコツと毎日トレーニングを続けることが、安心へとつながっています。

この本が、現在腰痛に苦しんでいる人だけでなく、「脊柱管狭窄症予備軍」という人たちにも役立つことを祈っています。

稲葉晃子

脊柱管狭窄症をトレーニングで治す　もくじ

第七章　腰痛からの卒業者

第一章

腰痛と私

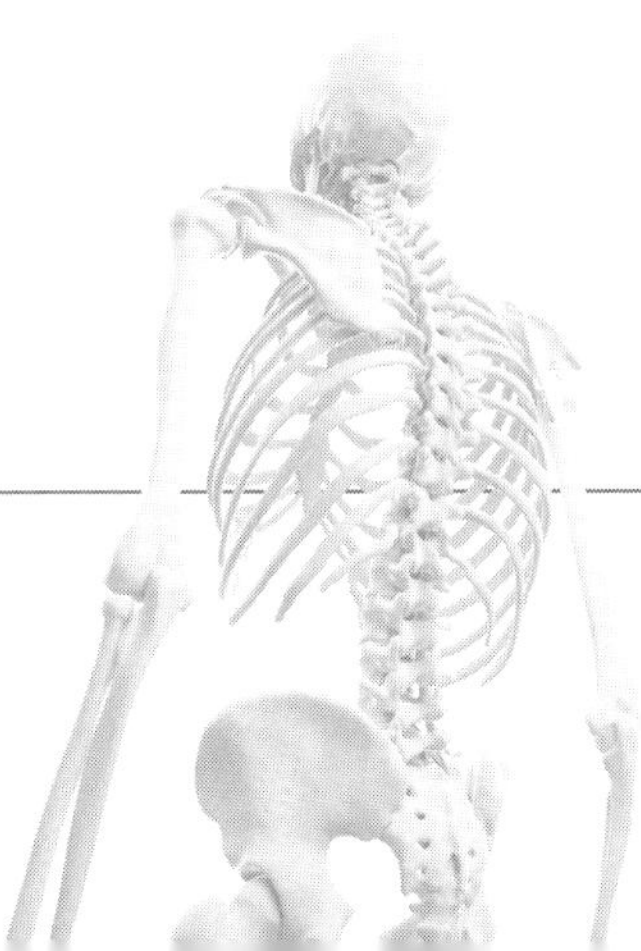

人生初の腰痛

高校一年のクリスマスイブの前日でした。バレーボールをはじめたばかりの私でしたが、どういうわけか近畿地方の有望選手（ただ背が高かっただけ？）ということで、大阪でのバレーボール合宿に参加していました。近畿地方の多くの高校から数名ずつが参加していて、三泊くらいの合宿だったと思います。

その宿泊施設は、将来私が所属することになるユニチカ貝塚工場内（現在の大阪府貝塚市）にありました。

とても寒かったことが原因したのか、私は風邪をひいて、高熱を出してしまいました。それにもかかわらず練習に参加していたのですが、最終日ついに意識を失い、倒れてしまったのです。その時に床で左後頭部を強く打ちました。そのまま救急車で運ばれ、救急病院で私が気づいた時には、翌日の朝になっていました。

私は病院のベッドにいて、高校のバレー部の監督と母が心配そうに私をのぞきこんでいたのです。医師の診断は、「頭蓋骨陥没骨折《ずがいこつかんぼつこっせつ》」ということだったそうです。命に危険があるという連絡を受けて、監督も母も神戸から来ていました。左の後頭部が尋常《じんじょう》ではなく、ものすごく痛いのです。絶対に頭を動かしてはいけないと言われました。それから、三日間寝たきりでした。頭の痛さはもちろんですが、その時にはじめて腰が痛いということを体験しました。

三日目、再度レントゲンを撮《と》りました。すると、頭蓋骨陥没骨折ではなかったのです！　意識を失って倒れた際、頭を強打して、なんと、脳震盪《のうしんとう》を起こしただけだったのです。

最初のレントゲンでは、レントゲンのフィルムに傷のようなものがあったらしく、それと私の頭の打った箇所とが、たまたま重なってしまったようで、しかも意識を失っていたことから、誤診されたわけです。

頭の痛みは、腫《は》れが少しずつ小さくなるにつれて治まっていきました。ところが、それと反比例するかのように、腰の痛みが強く感じられました。

はじめての自転車チューブと椎間板《ついかんばん》ヘルニア

人生初の腰痛から半年くらい経った頃の試合中だったと思います。

「あれ！　なんだろう？」

お尻に何か違和感を感じました。それが試合が終わる頃には歩けないくらいになり、腰だけでなくふくらはぎまで力が入らなくなっていたのです。

翌日も試合がありました。先輩が、腰に自転車のチューブを巻いてみると良いと教えてくれました。おそらく腰痛の経験があるスポーツ選手なら、自転車チューブを経験したことがあると思います。

当座はどうにか腰が安定して、なんとかその大会を持ちこたえました。しかし、大会終了後、医師に診てもらい、レントゲン写真を撮った結果、「椎間板ヘルニア」だと言われたのです。しばらく安静にしておくように言われ、湿布《しっぷ》をもらいました。

今思えば、「たったそれだけ？」です。でも、三十年以上も前の治療は、それくらいだったのです。

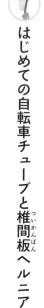

「治す人」である石原輝夫《いしはらてるお》先生との出会い

高校時代は、うまい具合に、その後腰痛に悩まされることもなく忘れていました。しかし、それは単にラッキーだっただけでした。

ユニチカバレー部に所属して二年目、少しずつバレーの技術が身についてきた頃でした。突然、左の腰が痛くて歩くのもままならないほどの状態になりました。

そこで、関西労災病院にいき受診。結果、「腰椎分離症」と診断されました。おそらく先天性のものではないかと言われたのです。

「え？・？・」です。高校の時は椎間板ヘルニアだと言われ、今度は、生まれつきの分離症との診断。しかも、しばらく入院と言われました。

納得できないままに、ユニチカに戻って監督に相談をしたところ、京都の石原輝夫先生に診てもらうように言われたのです。

石原先生は柔道《じゅうどう》整復師《せいふくし》で、当時、京都の金閣寺近くで治療院をされていました。神がかり的な治療をされる方として名を馳《は》せた先生です。どんな故障も「治す」といわれていました。

私がはじめて石原先生を訪ねた時、石原先生はしばらく私の体を探るように触診されました。スッスッと石原先生の独特の呼吸法で力を抜いて身を任せていると、グッ！　言葉に表せない激痛を感じました。ほんの十五分くらいの治療でした。施術の痛みがなくなると、それまでの腰痛も嘘《うそ》のように消えていたのです。

私は、それからは、選手を引退するまで、何か不調があると石原先生の治療院にいきました。腰痛だけでなく、股関節亜脱臼《こかんせつあだっきゅう》した時、足首をねん挫《ざ》して歩けなかった時、右手甲を骨折した時、シーズン中に右肩を脱臼した時、左膝外側靭帯《ひだりひざがいそくじんたい》を損傷した時など、石原先生に「治して」もらい、いつもほぼ翌日には練習ができました。石原先生のおかげで、私は十年近い選手生活を、ほぼ皆勤で練習できたのです。腰痛とも、ほぼ無縁で選手生活を送ることができたのです。

私は今でも、石原先生こそが「治す人」だと思っています。このような人は、後にも先にも石原先生しか知りません。もちろん、私も「治す人」ではありません。

「えっ！　私が腰の手術？」

二〇〇二年のはじめ、私がロサンゼルスのMt.《マウント》 San《サン》 Antonio《アントニオ》 College《カレッジ》（通称マウントサック）のアスレティックトレーニングルーム（大学の選手のリハビリなどを行う施設）に勤めていた時のこと（詳しくは第三章）です。急にぐっすり眠れなくなりました。腰の夜間痛が起きはじめたのです。毎晩、どの方向に向いても痛みがキリキリと続きました。日中も激しい痛みが続き、左臀部の違和感、そしてハムストリングス（太ももの裏側をつくる筋肉の総称）からふくらはぎへの違和感へと広がり、寝不足とともにアスレティックトレーナーとしての仕事にも支障が出るようになったのです。腰がなんらかの異常信号を発しているのだと思いました。

そこで、大学のアスレティックトレーニングルームにあった（日本では病院の理学療法室にある）さまざまな治療器を駆使し、腰痛に効果的だというトレーニングを次々に試しました。しかし、症状は全く改善に向かわず、大学のチームドクターに診察してもらいました。レントゲン写真から、私の四番目の腰椎が前にすべっていることが判明。その後のＭＲＩの画像診断により、その状況を改善するには手術しかないと言われてしまいました。

「え！　私が腰の手術？」

症状がはじまってすでに二か月ほど、考えられるあらゆることを試していました。

「もう手術は避けられないのだろうか？　でも、私は、絶対に手術はしたくない」と思いました。

しかし、ドクターは、「ボルトでパパッてとめるだけだから」と軽くおっしゃる。それでも、私は手術をしたくないという気持ちでいっぱいでした。

その当時住んでいた家の近くに、全米でも有名なOsteopathy（オステオパシー）のメディカルスクールがあり、その図書館で最新の書籍や医学専門誌を自由に閲覧

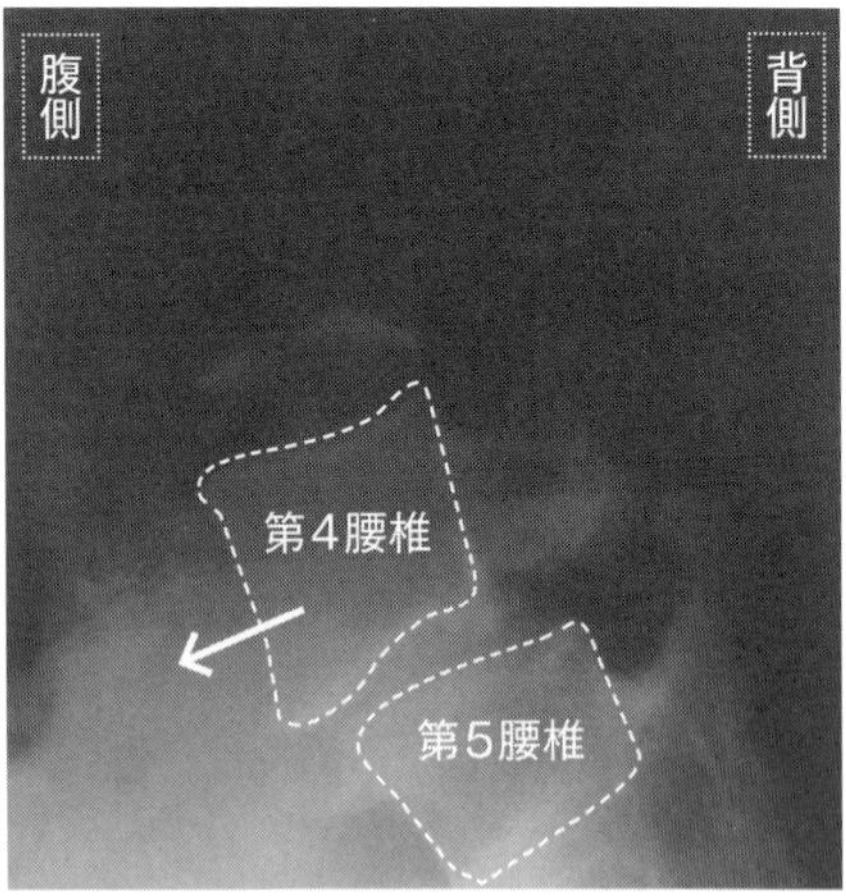

腰のレントゲン写真。第４腰椎が前方（腹側）にすべっている。

できました。何か手術を回避できる方法はないのかと、ありとあらゆる腰痛の資料を読みあさりました。辞書を片手に必死でした。あちこちのセミナーや研修会にも参加しました。

ピラティスとの出会い

手術を回避する方法を求め、ＵＳＣ（南カリフォルニア大学）での腰痛研修に参加していた時のことです。はじめて目にする二つの言葉に出会いました。Core Stabilization（コアスタビライゼーション）とPilates（ピラティス）です。

後者は、今では日本でもフィットネスクラブなどで提供されているエクササイズの「ピラティス」のことです。十五年前ではほとんどの人が知らない言葉でした。私が単に知らなかったわけではなく、私たちアスレティックトレーナーや理学療法士の間では未知の領域でした。ところが、ピラティスは、ダンスのコンディショニングとして、一九〇〇年代の前半からすでにアメリカで実践されていたものでした。

これが私にとって衝撃的！　どこで教えてもらえるのかといろいろ探していたところ、なんと私が勤めているマウントサックにダンスのコンディショニングのクラスの一つとして開講されていたのでした。灯台下暗《とうだいもとくら》しでした。

私は大学に許可をもらい、ピラティスのクラスを毎週受講することにしました。勉強したとおりにトレーニングを開始。すると三か月くらい経った頃、朝まで腰の痛みに気づかずに眠ることができたのです。ふくらはぎまでのしびれや違和感がなくなり、日中のキリキリした痛みも消え、いつの間にか夜間痛がなくなっていました。

第二章

長い手足をもてあましていた少女だったが

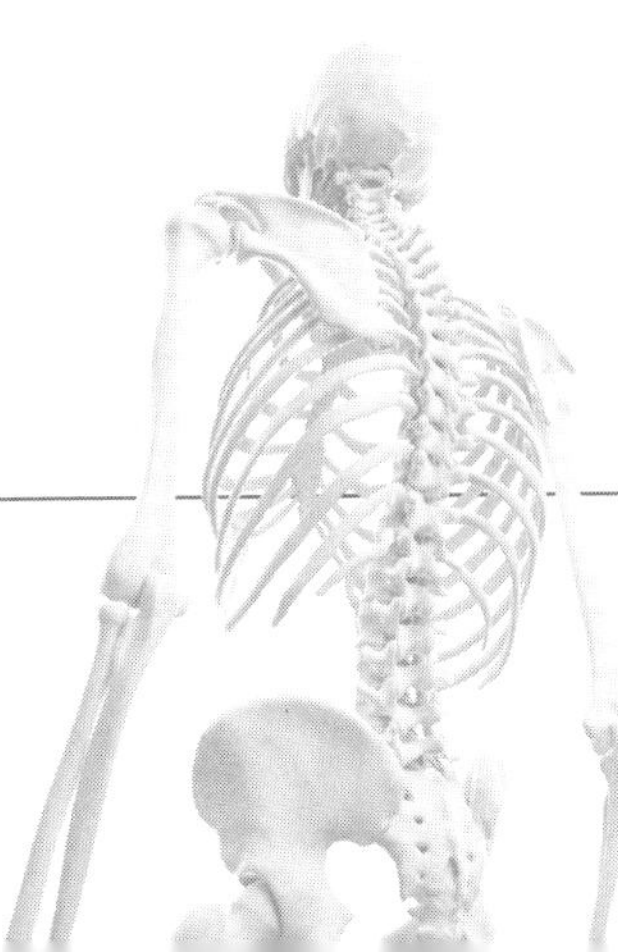

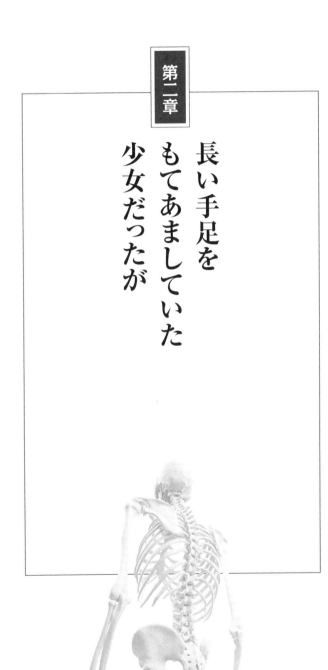

『エースをねらえ！』にあこがれて

私は、大の運動好きで運動が大得意などとよく勘違いされるのですが、小学四年生まで運動が大の苦手でした。その理由は、小さい時から身長が高くて手足が長く、その長い手足をうまくコントロールできなかったことだと思います。

ところが、五年生の頃に市営のテニス場で友人たちといっしょにテニスを習いはじめてからは、少しずつ自分の手足の使い方がわかるようになっていったように思います。

じつは私は、本当はバレーボールの選手ではなく、テニスの選手になりたかったのです。中学に入学した当時は、部活はテニス部にと、はりきっていました。

当時『エースをねらえ！』というアニメが空前の大ブーム。テニスブームも最盛期でした。でも、私の通う中学校にはテニスコートが二面しかなく、そこに男女合わせて百名ほどの入部希望者が殺到。あえなくテニスを断念せざるを得なかったのです。

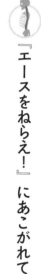

あやうくそのまま運動が苦手で終わるところでしたが、いっしょにバスケットボール部に入ろうと友人から誘われて、バスケットボール部に入部。バスケットボールによるのか、遺伝子のせいかわかりませんが、それからも身長はぐんぐん伸びて、中学を卒業する頃には一八〇センチ近くになっていたのです。

想定外なことでバレーボールをはじめることに

私の中学のバスケットボール部は弱小チームでしたが、私は身長の高さでとても目立ち、卒業の頃にはバスケットボールで有名な私立高校からスカウトが来ていました。

でも私は、県立高校へ進学したいと思っていたのです。理科が大好きで、特に解剖に興味がありました。将来は、大学にいってそういった仕事に就きたいとひそかに願っていたのです。結局、兵庫県立夢野台高校にいきました。

そこでも、この身長！　バスケットボール部だけではありません。いろいろな運動部から勧誘されました。北京オリンピックの男子四〇〇メートルリレーで銀メダル（金メダルを獲得したジャマイカチームが失格となったため繰り上げ）を獲得した朝原宣治《あさはらのぶはる》さんのいた陸上部からも、高跳《たかと》びをやらないかと勧誘されました。

そういった勧誘のなかで最もしつこかったのが、バレー部だったのです。運動が好きでなく生物部に入部を決めていた私は、連日の勧誘を断り続けました。それはそれは〝Annoy〟（迷惑）なことでした。

最初にお話したとおり、私は運動が好きではないのです。そんなある日、クラスメートから興味深い情報を得たのです。先日受けた最初の試験結果が悪いと、運動部への入部を担任の先生が許可してくれないというものでした。クラスメートで運動部に入部を許可された人が数人しかいなかったので、私は、許可をもらえない＝しつこいバレー部をお断りできる、と解釈しました。しかし、私の狙いは担任の先生によって打ち砕かれてしまったのです。「頑張れよ」の一言でOKが出てしまいました。私の担任とバレー部の監督が裏で手を結んでいたのかもしれません。後《あと》の祭りでした。そのまま、バレーボールのルールもよくわからないまま、試合に出されて、知らない間にレギュラーになっていました。そして起こったできごとが、第一章で記した「人生初の腰痛」！　そして「頭蓋骨陥没骨折」といった誤診。人生いろいろあるものです。

自立したくてユニチカ女子バレーボール部へ

残念ながら生物部には入部できませんでしたが、私の大学進学の夢はまだ消えてはいませんでした。東京農業大学に進学したくて、バレーボールの練習とともに理科系の科目を懸命に勉強していました。

ところが三年生になる前に、進路相談で、父から東京農業大学への進学を猛反対されました。家から通える関西の大学でなければ、学費は出さないと言われたのです。それに端を発し、私の頭のなかでは、東京農業大学にいけない＝大学に進学しない、という式ができあがっていきました。

大学に進学しないことを選んだ私は、家から出て自立しようと考えました。

その当時、多数の実業団のバレーボールチームからスカウトが来ていましたので、「よし、家を出られるのなら、そのなかのどこかのチームに所属しよう」と、決めたのです。こんな単純な理由でユニチカバレー部に入ることになりました。若気《わかげ》の至りとしか思えません。

トレーニングの大切さを体得したユニチカ時代

「家から出たい」という単純な気持ちでユニチカに入った私にとって、その後の厳しさは想像をはるかに超えたものでした。

入社三日目に、その当時のマネージャーに言いました。

「辞めます」

もちろん考え抜いての言葉でした。どう考えても私のようなものが来る場所ではないと思ったからでした。

しかし、マネージャーは「たったの三日で何がわかる？　ユニチカをもう少し見てからにしなさい」と言いました。

この時のマネージャーから学んだことが、今の私の考えの基本になっています。石の上にも三年と言いますが、どんなことでも三年はその良し悪しを見極めるために必要であるということです。

その当時のユニチカには一八〇センチを超えるような選手がほとんどいませんでした。しかし、同期入社には全日本ジュニアチームの代表になるような選手やバレーボールで有名な高校の選手、それに先輩たちもインターハイや春高バレー（全日本バレーボール高等学校選手権大会）などで優勝を競うような高校の出身者ばかりでした。そのためか、監督やコーチは背が高いだけの私にはあまり期待していなかったかもしれません。

私はというと、県大会どまりで、全国大会に出場したことは一度もなく、普通の高校の普通の練習しか経験していない。ましてや、高校からバレーボールをはじめた ど素人《しろうと》で、筋力も体力も全くありませんでした。

あまりに何もできなかったからなのでしょうか、私のユニチカの一年目は、体育館で練習したことがほとんどありませんでした。体育館の少し先にある会社のグラウンドで終日走ることが日課でした。

もう一つの日課が、グラウンドから会社の食堂のおばさんに「今日のお昼は何ですか?」と大声で尋ねることでした。グラウンドと食堂の間には、皆が練習している体育館がありましたので、かなり大きな声を出さないと食堂まで届きませんでした。ここは、東京オリンピックで「東洋の魔女」たちが金メダルを獲得した時の練習場と同じところで、会社の食堂の半分を改修したものでした。

今考えると体罰のようにも思えますが、この終日のランニングと大声出しは、このあと、私のバレーボール選手生活で大きく役立つことになります。

実業団での選手生活の十年近く、朝のランニングから、午前、午後の二回練習をほぼ皆勤で行うことができたのは、紛れもなくこの一年目のおかげでした。そして第一章に記した石原先生に支えていただいたことは繰り返すまでもありません。

優秀な同期たちや先輩、後輩たちが故障や病気で満足に練習を行えずにいた時にも、私はコツコツと毎日、トレーニングや練習をすることができました。そして、二年目にはリーグ戦に出場できるようになり、三年目にはレギュラーを掴《つか》んでいました。

骨折から得たもの

その後多くの先輩たちがそろって退部したために、私は入社五年目から伝統あるユニチカのキャプテンとなりました。

キャプテンとなった一年目は無我夢中で、試合のことはよく覚えていません。再編されたチームは平均年齢が二十歳くらいの若いチームでしたが、前年よりも良い成績でリーグ戦を終えることができました。

しかし、キャプテンになった二年目、リーグ戦開幕の二週間前のことです。練習中に右手の甲を骨折してしまいました。幸い、石原先生のおかげで痛みは取れましたが、開幕には間に合わなくなってしまいました。

その年は私を含め三人のレギュラーが骨折と疲労骨折にみまわれ、大変なシーズンでした。

それまで、想定外の成りゆきでバレーボールをはじめ、単純な理由でユニチカに入社し、気づけばレギュラーになり、キャプテンになった私でしたが、その頃には、ユニチカのキャプテンであるという自覚が生まれていました。

リーグ戦がはじまって三週間くらい経った頃、ある試合会場でたまたま選手控室に戻った時に、小島孝治《こじまこうじ》総監督をはじめスタッフが赤ペンと計算機を持って、星の数やセット率を計算している姿を目撃してしまったのです。なんとも言いようのない重い空気が漂っていました。

私は、申し訳ない気持ちでいっぱいになりました。開幕から負けが続いていて、このままいけば入れ替え戦になって、下のリーグに降格になるかもしれないと思ったからでした。

伝統あるユニチカはこれまで一度も入れ替え戦になったこともなく、そのようなことは本来想定外です。

「私の代で伝統をくずしてしまう」

恐ろしいほどの罪悪感にさいなまれました。

「なんとかしなければ」

私は骨折が完治しないまま、リーグ戦の第四週には右手に添え木を当てテープでぐるぐる巻きにして試合に出場しました。ものすごく痛かったと思います。痛かったはずですが、痛みよりも「絶対に私の代で入れ替え戦にはさせない」という気持ちしかありませんでした。

ほかの選手も徐々に回復し、リーグ戦最後には、前年より一つ順位を下げるに留まることができました。

その当時、私の食事は毎日カルシウム系の食品――海藻類や乳製品――がてんこ盛りでした。全てが骨折を早く治すためでした。これらは私が苦手な食べ物ばかり。この骨折の時に一生分食べたと思っていますから、今はほとんど食べません。これではトレーナーとしては失格ですね。

このリーグが終わったあと、骨折が多かった反省として、チーム全員が強固な体をつくるために、オフシーズンのトレーニングをかなり行うようになったのです。

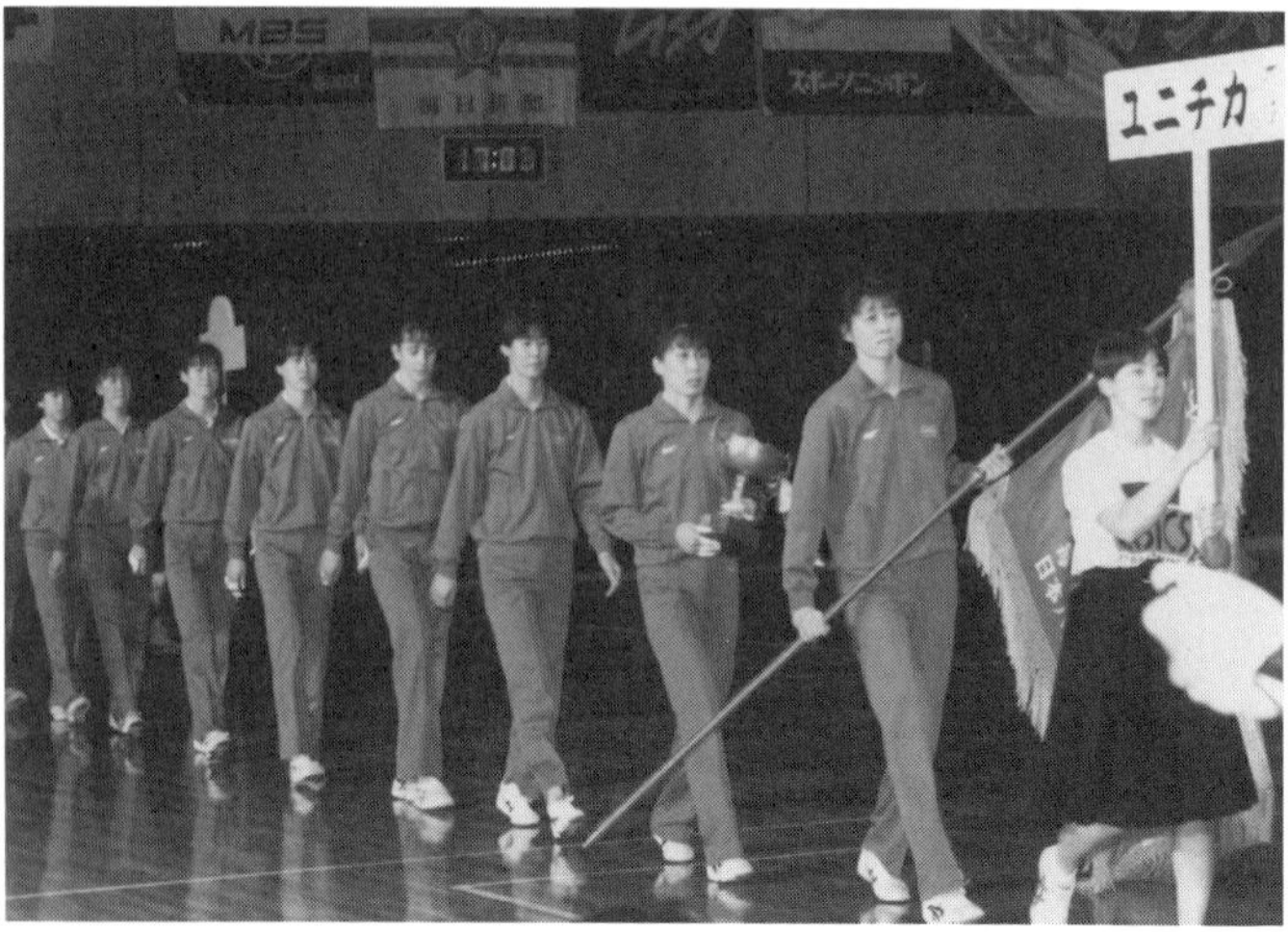

ユニチカでキャプテンを務めていた頃の筆者（優勝旗を持つ選手）。日立を破り優勝した翌年の黒鷲旗《くろわしき》全日本選手権大会（1990年）の開会式にて。

当時はチームでトレーニングを行うという慣習がなかったので、かなり画期的だったと思います。

その成果が表れ、直後のリーグ戦では、七年ぶりに日立《ひたち》と決勝を争うまでのチームに成長することができました。伝統のユニチカを復活させるところにまで来たのです。

これはやはり、オフシーズンにしっかりと基礎トレーニングを行った結果だったと、私は信じています。

全日本に選抜

バレーボールの全日本チームは一九八九年まで、単独チームが中心となって編成されていました。

我がユニチカは幻のモスクワオリンピック後に低迷期となり、世界で戦うチームからは外れていました。ところが、一九八九年には、私を含む四名の選手が全日本チームに選出されることになったのです。

この年は、全日本チームが単独から混成チームに代わった年でもありました。この時のチームメイトが、現・全日本女子チームの監督である中田久美《なかだくみ》さん、東北福祉大学の准教授・バレー部監督の佐藤伊知子《さとういちこ》さん、学習院大学スポーツ・健康科学センター所長・教授の廣紀江《ひろのりえ》さん、現在、栄養コンサルタントとして活躍されている杉山明美《すぎやまあけみ》さんなどです。私が思うに、異色な顔ぶれでした。

その頃のことで、今でも強烈に覚えていることがあります。遠征先のエレベーターのなかでの監督と中田さんの会話です。

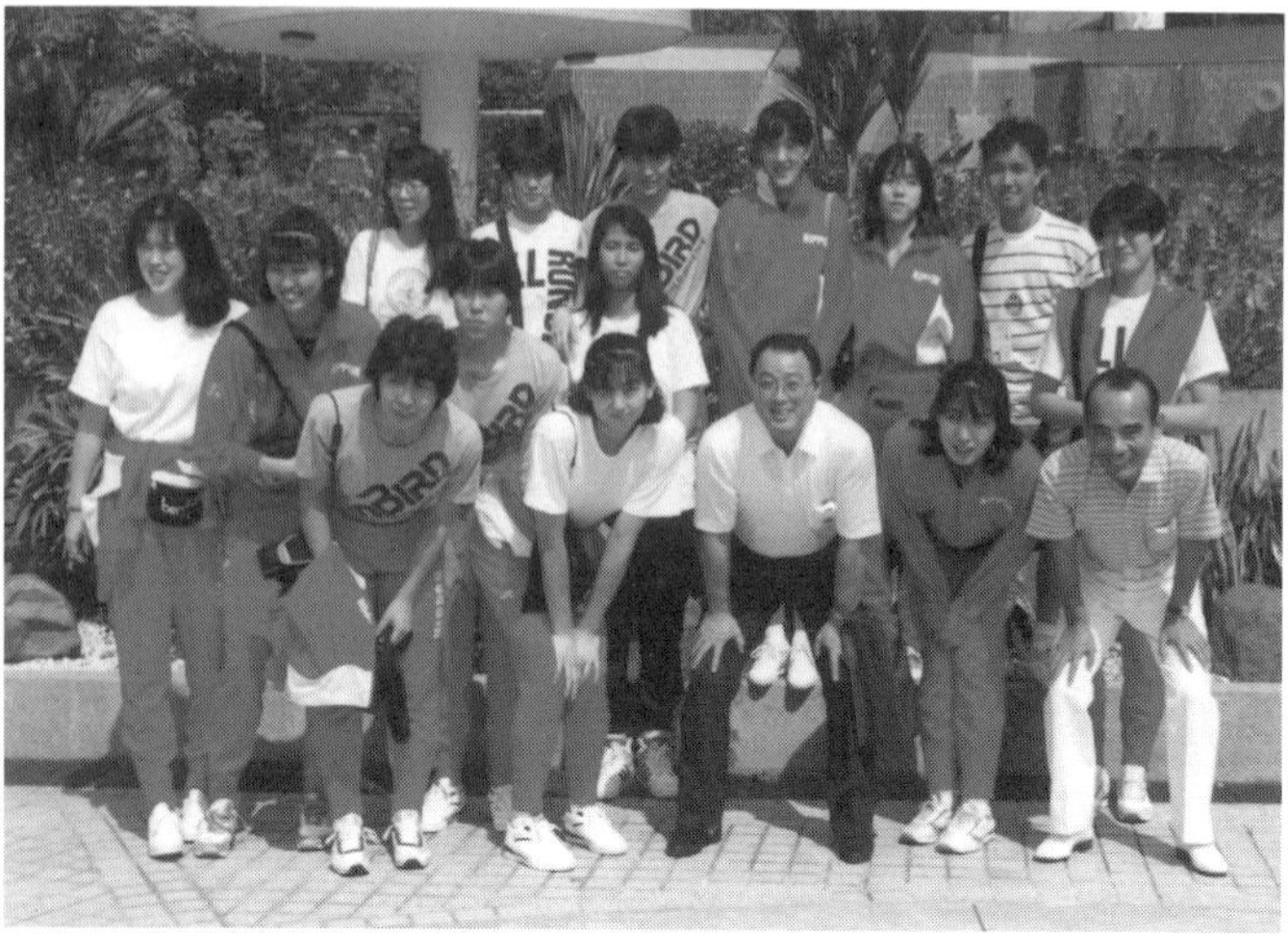

全日本女子チームのメンバーと筆者（中段・左から２番目）。

「私、将来は全日本の監督になります」

「だったら国会議員になっちゃえよ。国会議員になって世の中の常識を変えるほうが早いよ」

当時は女性の監督は異例中の異例でした。中田さんは私よりも二歳年下。それなのにしっかりと将来を見すえている姿勢に驚きました。

私はそのようなことは全く考えてもいませんでしたので、そのできごとが自分の将来ということにはじめて目を向けるきっかけになったことは確かです。

そしてトレーナーへ

一九九〇年の暮れに、私はユニチカを退社しました。もう少し選手としてプレーできたかもしれませんが、あの中田さんのエレベーターでの一言から、自分のセカンドキャリアについて深く考えるようになっていたのです。漠然と指導者になりたいとも思っていました。

しかし、その当時、トップチームには女性の監督はおろか、コーチすらいない状況でした。監督になりたいのかと問われると少し違うような、答えがないままユニチカを飛び出しました。

高校の恩師のご尽力で、翌年の一月からアシックススポーツ工学研究所に入社しました。

ユニチカでは、「仕事」はバレーボールだけしていたわけですから、三十歳近くになってはじめての仕事らしい仕事でした。コピーのとり方も、もちろんパソコンなんて「?・?」の、問題社員だったと思います。

入社して少し経った頃、部長との面接がありました。

「このアシックスで何をしたいですか？」と尋ねられたことがあります。私は少しトレーニングに興味があったので、

「トレーニングに関係あることがしたいです」と答えました。すると部長は、「それでは、アメリカのＮＡＴＡが良いですよ」と言いました。

ＮＡＴＡとは何のことかと思いましたが、どうやら相当プロフェッショナルなトレーナーの資格で、その当時、日本には数人しか取得者がいない、アメリカでしか取得できないというものでした。

なぜだかわかりませんが、「これだ！」と直感的に思い、入社数週間の私は部長に、「それじゃあ、アメリカにいきます」と平然と言ったのです。

ユニチカ入社を決めた時と同様に、今考えると、どうやら私は、大きな壁にチャレンジすることが好きな性分なのかもしれません。

おそらく、小学校時代に運動が苦手な私を知っている友人、高校時代に英語の宿題をいつも写させてくれた友人たちは、「あの松下（旧姓）が、アメリカに留学し

て運動の指導者になる？」と、きっと思ったでしょう。

英語で夢を見るまでに

結局アシックスは半年で退社して、一九九一年六月にロサンゼルスに住むユニチカの後輩を頼りに渡米しました。よく皆さんに尋ねられます。

「英語ははじめからできたのでしょう？」

いいえ、全くゼロからのスタートでした。

この渡米までの半年間、英会話教室に通っていましたが、実際、全く意味がありませんでした。英語は何も聞き取れませんでした。

NATAの資格取得には四年制大学卒業が条件でした。私は、夏期の語学スクールで英語の基礎をかためてから自宅に近いマウントサックに入学する予定でしたから、英語の大きな壁にぶち当たってしまったのです。

さて、この英語が聞き取れないという壁を壊すには、まず、日本語環境をなくすことが先決と考え、後輩とのルームシェアをやめて、台湾人のお宅にお世話になりました。

とりあえず、ブロークンでもいいから英語で意思を表現することから入りました。また、時間がありさえすればテレビを見ました。当時よく見た番組が、『Everybody《エブリバディ》 Loves Raymond《ラブズレイモンド》』というコメディーと『Police Academy《ポリスアカデミー》』という映画です。アメリカのテレビ番組は何度も何度も同じ放送を繰り返すので、同じものを見ることにより、会話が少しずつ耳に入ってきたように思います。

しかし、TOEFL（トーフル）という留学生用の英語の試験で十分な点数を取らないと正規入学できません。最初の頃は、日本で購入してきたTOEFLの問題集や参考書を使っていましたが、アメリカで発行されているTOEFLの参考書が本当に役に立ちました。日本の参考書は「暗記する」という勉強方法ですが、その参考書は、じつに合理的にできていました。クイズの解き方のような勉強法でした。

この勉強法により、一九九二年の一月にマウントサックから入学許可が出るTOEFLの点数を取ることができたのです。マウントサックはNATAの認定校ではありませんが、当時住んでいた自宅の近所でもあり、南カリフォルニアで最大級のカレッジであったので、まずこちらに入学することにしました。学費が四年制大学より比較的安いこと、単位も取りやすいという理由から、留学生は最初にカレッジで二年間学び、その後、州立大学に三年生として編入する学生が多いと聞いていたからでした。

入学はできましたが、まだまだ大学の正規の講義を理解するだけの英語力がないため、マウントサックで受講できる留学生のための英語クラスを全部で七クラス取りました。

そうこうしているうちに、ある日、自分が頭のなかで、日本語に訳さずに英語で考えていることに気づいたのです。そうです。“This is a pen.”を、「これはペンです」と訳して考えないということです。何の夢だか忘れましたが、いつの間にか夢のなかの人と英語で会話するようになっていたのです。

留学生が修めなければいけない英語の基礎コース、英語（国語）、スピーチなど、カリフォルニア州立大学を卒業するまでに、英語のクラスだけで、じつに十クラス以上は取っていました。大学生活のほとんどで英語のクラスをなんらかの形で受講したことになります。この英語漬けの大学生活は、のちに私に大きなアドバンテージを与えてくれることになります。腰痛に関するさまざまな文献を英語で読み、いち早く情報を得ることができたこと。南カリフォルニア大学のヘッドストレングスコーチにコアトレーニングの直接指導を仰げたこと。全日本チームのトレーナーとして、海外のチームの監督やトレーナーと直接会話して、アドバイスをもらえたこと。この英語での苦労に報いるにあまりある恩恵を得ることができたのです。

英語で夢を見るまでになれた理由にはもう一つのことが考えられます。

それは、マウントサックのバレーボールチームで一シーズン、選手としてプレーしたことです。当時、学費や生活費は全てユニチカ時代の貯金でまかなっていましたから、時間が掛かれば掛かるほど経済的に苦しくなることは承知していました。

そんな時に、どこで私のことを知ったのか、マウントサックのバレー部の監督が、食費込みの毎月百五十ドルでホームステイしないかと申し出てくれたのです。バレーボールはプレーしてもしなくてもいいと言われ、何を期待されているのかわからないまま、生の英語に触れるためにもいいと思い、監督の自宅に引っ越しました。結局バレーボールもプレーすることになりました。しかし最初の頃は、セッターが私に"Help me!"と言った時、私は一度日本語に訳していましたから、「『私を助けて』ということは、そうだ、セッターが届かないボールを私に代わりに取ってくれということだ」と気づくのに、ワンテンポも数テンポも遅れていました。

夢を英語で見られるようになっても、大学の正規のクラスを受講できるようになっても、私の英語はまだまだ発展途上でした。

アスレティックトレーナー実習三千時間

一九九〇年代では、ＮＡＴＡの資格を取得するには、認定大学で決められたカリキュラムを実習すること、もしくは、認定大学以外の大学のＡＴＣ《エーティーシー》（Athletic Trainer Certified：ＮＡＴＡ認定アスレティックトレーナー）のもと、インターンシップで必要な実習時間を修了する必要がありました。

私はマウントサックで後者のインターンシップをすることを選びました。理由はその当時の家から近かったことと、すでに、マウントサックのヘッドアスレティックトレーナーの授業を受けていたからです。このあと、カリフォルニア州立大学に編入する時にカリキュラムを実習することも可能でしたが、英語力のハンディも考えて、慣れ親しんだマウントサックでインターンシップを続けました。インターンシップは通常千五百時間ほどでしたが、私は最終的には三千時間にも及ぶインターンシップをしていました。

実習をはじめる前に、はじめて実習体験をアスレティックトレーニングルームで行った時のことです。ヘッドトレーナーが私に〝Bring me Band Aid.〟と言ったようですが、この「バンドエイド」が聞き取れなかったのです。あの「バンドエイド」ですよ。言うまでもなく医療の現場ではスピードが重要です。きっとこの時、ヘッドトレーナーは大変な外国人留学生が来たものだと思ったことでしょう。

このあと三年以上にわたり、私はこのヘッドトレーナーのもとで「学生トレーナー」として時間を過ごすのです。

その頃良かったこととして、アメリカンフットボールを中心にさまざまなスポーツをベンチの横で見られたことがあります。間近でアスリートの動きを観察し、ヘッドアスレティックトレーナーを囲んで、怪我が起きるメカニズムを仲間と話し合ったりすることで、バイオメカニクスを観察するという習慣をかなり身につけることができました。これは、のちに、腰痛のクライアントを観察するうえで大きな糧《かて》となりました。今の私の、さまざまな視点からクライアントやアスリートの動作や動きを観察するというスタイルにつながっているのです。

実習はかなり密度が濃いものでした。英語力もかなりついてきて、ティーンエイジャーの弾丸のような速いトークも理解できるようになっていました。

しかし、この頃、偏見という言葉を身をもって知ることになります。多くの選手は私の言うことを聞き入れてくれましたが、なかには私と会話をはじめる前から、耳に栓をして聞こうとしてくれない選手もいました。わけのわからないアジア人の言うことは端《はな》から聞く気がないという拒否そのものでした。

この頃学んだことが二つありました。「コミュニケーション」と「プロフェッショナリズム」です。

実習の最初の頃は、英語で話すことが苦手で無口になっていました。しかし、私のつたない英語でも一生懸命伝えることにより、相手も理解してくれようとすることがわかりました。怪我で痛みのある選手は、会話することにより心がなごみ、ポジティブになって回復に向かっていくということが、長い実習のなかでわかったのです。上手な「コミュニケーション」は選手との信頼関係をつくります。

もう一つの「プロフェッショナリズム」について、アスレティックトレーナーがプロの集団であるということを実感するできごとがありました。

たまたまバレー部の監督に話があり、練習するそばで立ち話をしていました。何気なく振り返った私の右手にバレーボールが直撃して、人差し指を突き指してしまったのです。

現役選手の頃でも私はほとんど突き指をしたことがありませんでした。かなり腫れ上がりましたが、まだアメフト選手の足首をテーピングする仕事があるのでアスレティックトレーニンググルームに戻りました。

でも人差し指が痛くてテープを切れないのです。それに気づいたヘッドトレーナーが私に一言、

「アキコはアスレティックトレーナーになりたいのか、それともバレーのコーチになりたいのか?」

私はこののちバレーのチームトレーナーとして所属しますが、これ以降、ボールには極力触れないように努めています。指はそれほどアスレティックトレーナーにとって大切なものです。

「コミュニケーション」と「プロフェッショナリズム」というこの二つの言葉は、今でも私のトレーナーとしての基盤となっています。

大学正門前で交通事故、頸椎《けいつい》四／五番の椎間板破裂

実習経験もかなり積み、いよいよマウントサックを卒業するという学期の授業開始日の朝でした。大学前の交差点で、自分で車を運転して信号待ちをしていた時の

ことです。後ろから車が、ドンとぶつかってきたのです。

「やられた」と思ったものの、私の車は丈夫だったようで、何の傷跡も残っていませんでした。授業の時間もせまっていたので、そのまま警察には通報せずに済ませました。じつはその時少し首が痛いかなとは思いましたが、そのまま授業に出て、終了後は実習にいきました。

その数日後からです。これまで体験したことのないような首の激痛がはじまったのです。大学でヘッドトレーナーに相談したら、まず、痛み止めを勧められ、チームドクターに診察してもらうように予約を入れてくれました。

痛みが数日続いたある日の夜です。友人と電話をしていた時に、左腕に今まで経験のない、なんとも言いようのない不気味な感覚があることに気づきました。でも、処方されていた痛み止めを飲んで、そのまま眠りました。

ところが翌朝のことです。起きた時に私の左腕にとんでもないことが起こっていたのです。左手の指先は動くのですが、左腕を体の脇から全く離せないのです。

運動麻痺《まひ》でした。急いでヘッドトレーナーに連絡すると、すぐにチームドクターのオフィスに連れていってくれました。

ひとまずMRIを撮ったところ、頸椎の四／五番の椎間板が破裂して、それが神経を圧迫していることがわかりました。長期の神経の圧迫は永久の麻痺につながると言われ、すぐに手術が決まりました。

手術しても麻痺が残る可能性があると言われた時には、「もうトレーナーになれないかも」という、どうしようもない絶望感でいっぱいになったのを、今でもはっきり覚えています。あまりの深刻な状態で治療に急を要し、飛行機に乗れる状態でもなかったので、日本に帰って石原先生に治してもらうことは考えませんでした。

首も激痛が続いていましたが、トレーナーになれなかったら、これまでのさまざまな苦労はなんだったのだろうと、そのことが一番苦しかったことです。

当時私は医療保険に加入していませんでした。この時の手術代は二万ドルくらい掛かる見込みだったそうですが、チームドクターは無料で手術してくれると言っていたと、あとで聞きました。

ところが、手術がいよいよとせまった時に、奇跡が起こりました。

左の脇にべったりとついていた左腕が少し脇から離せたのです。この時は本当に神様や仏様の存在までも実感しました。

医学的には、どうやら頸椎で起こっていた腫れや出血で神経を圧迫していたものが治まり、圧迫が小さくなったのではと言われました。実際のところ何が幸いしたのかはわかりません。手術は回避され、一か月ほどのリハビリで日常生活には困らないほど回復することができたのです。

この時にはじめて、体の不自由な人の気持ち、その不自由な生活を理解することができたのも事実です。左腕が使えないだけでも日常生活が不自由なことを、身をもって知りました。

その後のリハビリにより学生トレーナーに復帰でき、またトレーナーの道を歩きはじめました。一九九四年の秋には、カリフォルニア州立大学フラトン校に無事編入しました。そしてカリフォルニア州立大学に通いながら、インターンとしてマウントサックでも、引き続き実習を行いました。

阪神淡路大震災によって

私の実家は神戸市にあり、一九九五年一月十七日の阪神淡路大震災の被害を受けました。

その日の夕方は珍しく家にいました。日本人の友人が電話をしてきて、テレビをつけるように言ったのです。

テレビをつけて驚きました。あの私のふるさと神戸が燃えているのです。

三ノ宮駅前のマクドナルドの入っているビルが半壊しているようすが映し出されています。「なんてこと、嘘でしょ?」とても現実に起こっていることとして捉《とら》えることはできませんでした。

確か高校の地学の先生が、神戸の地盤は古いから地震は起きないと言っていたことが、急に頭に浮かんだことを覚えています。

はやる気持ちを落ち着かせて実家に国際電話をしてみました。電話はつながらないと報道されていましたが、意外にも母がすぐ電話に出ました。「皆、無事よ!」

の母の一言で、緊張していた思いがほどけ、涙があふれました。

しかし、この地震により、実家のビジネスは大きくかたむいてしまうことになります。全壊でないと地震の補償は受けにくく、また、地震保険など加入していなかったからです。私はひとまず、日本にある私の貯金を家族の当座の生活費の一部にと託しました。

これから先、アメリカでの学費・生活費にどれくらい掛かるかわかりません。でも、首があんなに悪くて麻痺していたのに、奇跡は起こるのです。人間、五体満足であれば、なんとかなるだろうという不思議な自信がありました。

まるでその気持ちが通じたかのように、カリフォルニア州立大学から、神戸出身の日本人学生に就労許可証と学費免除の通達が下りたのです。学生ビザでは通常、就労やアルバイトは禁止ですが、働いてもよいと許可されたのです。

私は、将来を考えて、カイロプラクティックのアシスタントとしてアルバイトをはじめることにしました。

こうして、カリフォルニア州立大学での学業、マウントサックでの「学生トレーナー」としての実習、そして、カイロプラクティックでのアルバイトで、寝る間もないくらい忙しい日々がはじまりました。

全日本女子バレーボールチームのトレーナーになるというゴール

阪神淡路大震災の翌年の一九九六年、ユニチカの恩師である小島孝治総監督が全日本女子バレーボールチームの監督に選出されました。その時、私はまだカリフォルニア州立大学の学生でしたが、小島先生から招へいされ、全日本チームのトレーナーとしてチームを支えることになりました。

当時、私のトレーナーとしてのゴールは全日本チームのトレーナーになることでした。まだ学生で十分な知識がないという不安は大きかったものの、あとのことはそのゴールに到達してから考えようと思い、大学には休学届を出しました。

当時の私は、トレーナーとしては今と真逆の考えでした。全日本チームの選手は全て私の選手という思いが強く、できることは何でも全てやって、「治してやろう」

というおごった考えです。

はりきっていたのかもしれません。毎日、朝から晩まで、選手につかえていました。そんな無理は続くわけがありません。

ワールドカップが十一月に行われたのですが、この頃には再び頸椎の炎症がはじまり、激しい痛みと左腕の麻痺がはじまったのです。選手のために働くどころか、自分のことだけで精いっぱいでした。頭のなかで、チームドクターの「激しい運動は禁止、ウォーキングと自転車だけにしなさい」といった注意事項が、ぐるぐると回っていました。

ドクターはだいたい大げさに言うものだと軽く考えていましたが、ドクターの言うとおりでした。一回目は、三か月ほどの左腕の麻痺のあと、炎症が治ると徐々に回復に向かっていきました。しかし、二回目は完全回復ではありませんでした。少し使えない筋肉が今でもあります。

小島全日本総監督が辞任したことで、その年の終わりに、私は全日本女子バレーボールチームのトレーナーの仕事を解任されました。

結果はどうであれ、当時の私のぼんやりしたゴールには到達したわけです。燃え尽き症候群にでもかかってしまったのでしょう。この先、何をしたいのか？　大学に復学するか、日本に帰るか迷いました。しかし、私の戻るところはやはりロサンゼルスだったのです。

ロサンゼルスに戻りましたが、大学に戻るかどうか、トレーナーの実習に戻るかどうか、絞りきれないでいました。

そんな時にマウントサックのヘッドトレーナーが、暇にしているならちょっと来てほしいと言うのでした。知り合いのお葬式に参加するので、トレーニングルームの留守番をしてほしいとの電話でした。

「誰も来ないから」と言っていたので気楽な気持ちでいましたが、三時間ほどの留守番の間に、バスケットボールの選手が入れ替わり立ち替わり次々にテーピングや治療、リハビリにやってくるのです。三時間はあっという間に終わりました。

しかし、終わって気づきました。「私はこの仕事が好き」であることに。貴重な体験でした。

その後、マウントサックでインターンを再開し、カリフォルニア州立大学にも復学して、一九九七年六月に無事卒業しました。なんと三千時間にも及ぶインターンシップを終了しました。

この卒業の一か月ほど前に、ユニチカ時代の恩師である吉田國昭《よしだくにあき》監督より、その時監督されていたデンソー女子バレーボール部のトレーナーの仕事を引き受けてもらえないかとお話をいただきました。このオファーを受けることにしたので、卒業後はすぐに日本に帰国することになりました。日程的にNATAの認定試験をすぐに受けることができず残念でしたが、帰国の途につくことになりました。

結局、NATAの認定試験はアメリカに戻った二〇〇〇年に取得し、晴れてATC（NATA認定アスレティックトレーナー）の一員となりました。二〇〇一年からは、インターンシップで慣れ親しんだマウントサックで、今度はアスレティックトレーナーとして働くことになったのです。

第三章

トレーナーという仕事を考える

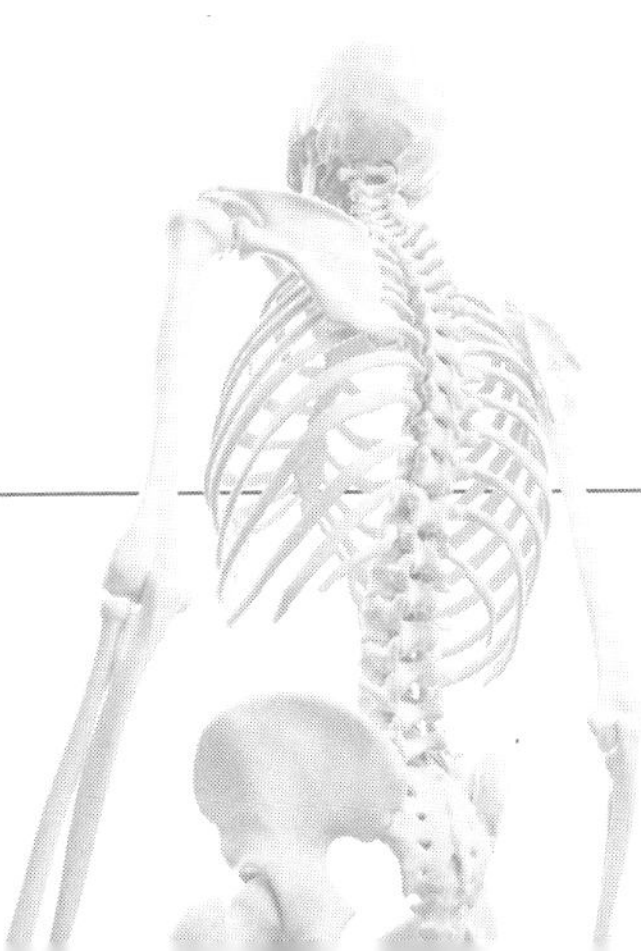

日本のトレーナーの仕事〜理想と現実

トレーナーになるための教育をアメリカで受けた私にとって、日本での「トレーナー」という仕事の位置づけはあいまいで、難しいものでした。しっかりとした資格制度が認知されていないためです。

日本では、鍼灸師《しんきゅうし》や柔整師《じゅうせいし》（柔道整復師）のような治療家も所属によってはトレーナーとよばれ、フィットネスクラブで運動を指導している人もトレーナーとよばれます。スポーツチームでコンディショニング指導をしている人もトレーナーとよばれ、トレーナーという職業が数多く存在するのです。

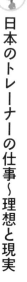

そんななか、私は、「トレーナー」は何でもこなせる人、何でも知っている人、なんだかスーパーマンでなければならないように感じていたことがありました。

アメリカの大学を卒業後、すぐにデンソー女子バレーボール部の仕事がはじまりました。そこでは、選手のケアとコンディショニングの両方を担当しました。そのため、当然トレーナーとして求められることも多くありました。選手の運動能力やパフォーマンス力を高めること、試合に向けてのコンディションの調整、怪我や故障の予防や応急処置、練習や休養のスケジュールなど、求められることは多岐に及びました。当時の私は、自分にはその両方ができるというおごりがあったのかもしれません。

ところが、一年もするとそうした仕事に矛盾を感じるようになっていました。選手のトレーニングでは極限まで求め、怪我をした時には、大丈夫かと声を掛け……。両極端の仕事を一人で任されることは相当な疲労だったと思います。

念願の大学に入学し（→P42）、アスレティックトレーナーを目指す学生が最初に取る授業の初日に学んだフレーズ、「アスレティックトレーナーとは、選手の回復、改善を最短にするための案内人であれ」を胸に刻んでいた私にとって、その理想と現実には大きなギャップがあったのです。

それともう一つ私には理解できないことがありました。それは選手の自己管理意識の低さです。何かあると私に「治してもらえる」と勘違いしていることです。まずは自分で改善しようと努力することが重要です。私は道案内人であって、「治す人」（↓P20）ではないのですから。

日々の忙しさに追われ、選手とのコミュニケーションも思うようにとれず、自分自身のなかにストレスがたまっていきました。

「これは私が求めていた仕事ではない！」

三年でデンソーを退職して、二〇〇〇年に再びロサンゼルスに戻りました。

アメリカの大学でアスレティックトレーナーとして働く

ロサンゼルスに戻った私は、二〇〇一年一月からインターンを行ったマウントサックの職員として、アスレティックトレーナーの仕事に就きました。当時アスレティックトレーナーに求められることは、怪我の予防や応急処置、リハビリ、また、障害の程度により救急搬送の判断をすることでした。

業務内容はきちんと決められていて、時間外業務もありません。そのうえ数名のアスレティックトレーナーがいるので、日本での仕事量、精神的負担とは比べようもなく楽でした。日本の息つくひまもない忙しさと違い、自分の知識を高めるための時間をつくることができました。特に腰痛が再発してからは、多くの文献を読みあさり、セミナーや研修に参加することができました。私のコアトレーニングの師匠となる南カリフォルニア大学のヘッドストレングスコーチからは、多くのことを学びました。彼は、何でも隠すことなく質問に答えて、ビデオや写真撮影も全く問題視しないオープンマインドな指導者でした。このスタイルは日本では稀《まれ》です。

しかし、そのような環境で働いていたにもかかわらず、「何か私がしたい仕事とは違う」という気持ちがだんだん大きくなっていたのです。

その「何か」に気づかせてくれたことがありました。

二〇〇三年の秋から、大学の女子バスケットボール部のコンディショニングを任されたのです。コンディショニングは、選手のパフォーマンス向上のためにトレーニングプログラムをつくり、指導する仕事です。通常、アメリカではアスレティックトレーナーと兼任はしません。

当時アメリカでメジャーになっていた「コアトレーニング」（→P87）というもの

をシーズンオフに行いたいということで、私がトレーニングを任されたのです。コアトレーニングについては、のちほどお話しします。

結果は非常に嬉しいものでした。シーズン開始時にはシュートの確率が格段に上がり、シーズン中は大きな故障もなく、なんとカリフォルニア州で優勝することができました。

そうなんです！　私が求めていた仕事は、故障する選手を待っていて、そのケアをすることでは決してなく、日々のトレーニングを通してケアをする必要のない体を事前につくり、パフォーマンスを向上させることだったのです。これが、やっと気づいた、私が求めていた「何か」でした。

私の理想とするトレーナーは

二〇〇三年の夏頃からは、大学の長期休暇などを利用して頻繁に日本に戻るようになりました。その折には、病院で腰痛緩和指導をしたり、実業団ソフトボールチームやバスケットボールチームのトレーニング指導を行いました。もうその時は、全日本女子バレーボールチームのトレーナーをしていた頃の自分、デンソーで白旗をあげた自分とは違いました。自分のスタイルを少しずつ形成しはじめていたのです。

選手やクライアントの立場で考えると、治すための最善・最短の方法が必要なわけで、それが私である必要はないのです。「もう、スーパートレーナーでなくていい」「私ができることを最大限にやればいい」と考えるようになっていたのです。

たとえば、腰痛を起こしているあるクライアントに理学療法が必要かもしれないと思えば、病院へいっていただくように勧めます。また、あるクライアントについて、今必要なことは心身ともにリラックスすることなのではないかと感じれば、私より技術もコミュニケーション能力もあるマッサージセラピストを紹介するのです。「回復を、最善・最短にするための道案内」、やはり私が理想とするトレーナー像はこれなのです。

そのためには、クライアントの症状を総合的な視点から見る姿勢がまず必要です。これは、アメリカで教育を受けた恩恵だと思っています。カリフォルニア州立大学を卒業するまでに履修したクラスのなかで、英語と同じくらい時間を費やしたものが、解剖学と生理学です。特に解剖学の実習は週に六時間以上、実際に猫を一匹、自分で毎時間解剖していくのです。細かい筋肉や腱《けん》の動きを実際に自分で動かすことで、解剖学的に正しい筋肉の使い方を知ることができました。この平面ではなく立体で考えるアプローチは、腰痛をさまざまな角度から捉える今のスタイルへと結びついています。これは、トレーナーとして最大の武器となりました。

そしてもう一つ、信頼できるネットワークが必要です。幸い私は、多くの尊敬できる方々に囲まれています。整形外科医の、特に大久保《おおくぼ》衛《まもる》先生、理学療法士の中嶋《なかじま》正明《まさあき》先生、鍼灸師の友人たち、全日本バレーボールチームで一緒にプレーした栄養学のエキスパートの杉山明美先生には、いつも助けられています。

第四章

脊柱管狭窄症の最前線

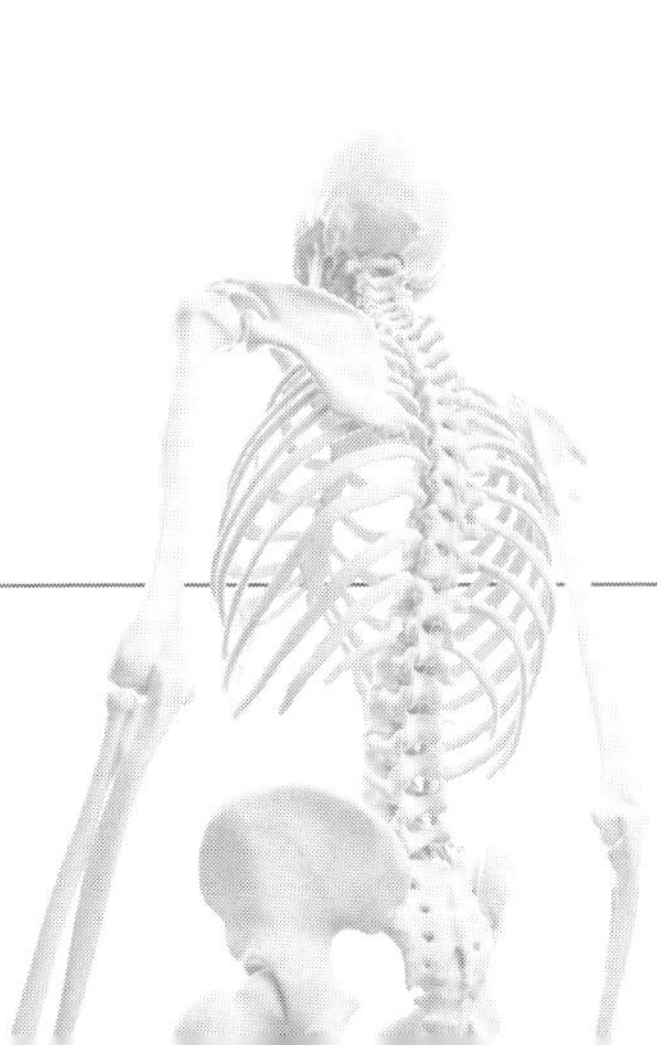

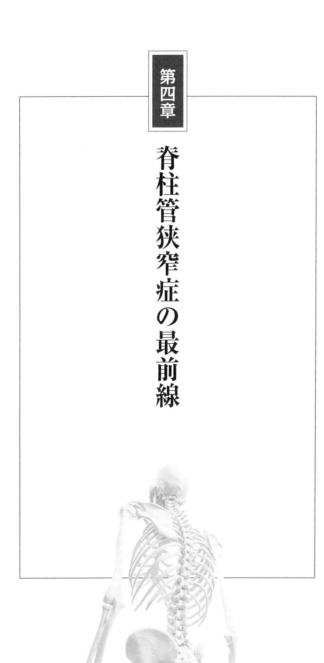

背骨の構造と脊柱管狭窄症

そもそも脊柱管狭窄症とはどのような疾患でしょうか。まずは背骨の構造からお話しします。

人の背骨（脊椎《せきつい》）は、「椎骨《ついこつ》」という骨が積み重なってできています。脊椎は上から頸椎、胸椎、腰椎に分けられ、頸椎は七個、胸椎は十二個、腰椎は五個の椎骨からなります。腰椎のさらに下に、仙骨《せんこつ》、尾骨《びこつ》があります。椎骨の前部を占める円柱状の椎体《ついたい》と椎体の間には「椎間板」という弾力性のある組織があって、背骨を曲げる動きを可能にし、背骨に掛かる衝撃をやわらげるクッションの役割と、靱《じん》帯《たい》とともに脊椎を保持する役割を果たしています。

椎骨は真ん中にドーナツ状の空洞があります。そのため、椎骨が縦に積み重なると、その中心にはトンネルのような細長い空間ができます。首から臀部（お尻）に至るこの空間を「脊柱管」とよび、このなかには、「脊髄《せきずい》」（脳から伸びる神経）が通っています。脊髄から伸びる「神経根《しんけいこん》」は、重なった椎骨のすき間（椎間孔《ついかんこう》）から脊柱管の外へ出て、体のさまざまな部分へつながっています。

「脊柱管狭窄症」とは、脊柱管が狭くなり（狭窄し）、脊髄や神経根を圧迫することで、痛みやしびれなどの症状が現れる病気のことです。

頸椎（首）の脊柱管が狭くなり、腕から手、指先にかけて症状が現れる場合を「頸部脊柱管狭窄症」と言い、腰椎（腰）の脊柱管が狭くなって、腰から足にかけて症状が現れる場合は、「腰部脊柱管狭窄症」とよびま

●背骨（脊椎）の構造

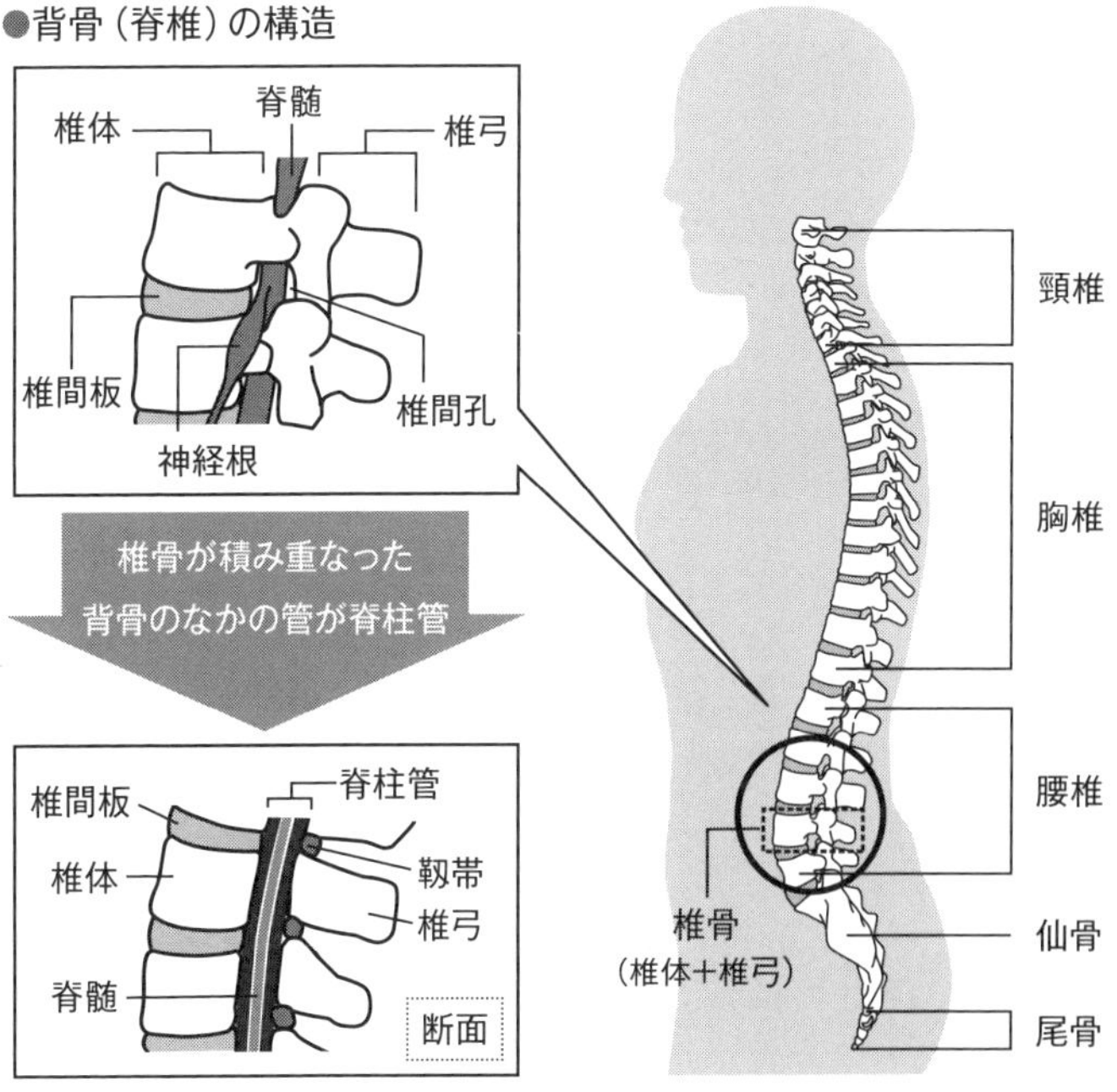

す（ここでは主に、「腰部脊柱管狭窄症」について説明しています）。同様に、椎間孔から伸びる神経根が狭窄されて、腰から下肢《かし》にしびれや痛みの症状が現れる疾患「腰椎椎間孔狭窄症」も、間欠跛行を起こします。腰部脊柱管狭窄症は、腰椎椎間孔狭窄症との混合のケースもあるのです。

脊柱管狭窄症の原因

脊柱管狭窄症は、生まれつき脊柱管が狭い「先天性」の場合もありますが、多くは、加齢などにより徐々に脊柱管が狭くなっていくことにより発症します。

脊柱管が狭くなる要因は、椎骨どうしをつないでいる靭帯がゆるみ、上下の椎骨がこすれ合って少しずつ骨が変形して棘状《とげじょう》になり、脊柱管を圧迫するもの（左イラスト⑥）。その靭帯自身が分厚くなり脊柱管を圧迫するもの（②）。椎骨どうしの安定を支える椎間板の内部が突出してヘルニアとなるもの（④）。また、その椎間板が老化して薄くなったり（⑤）、変形したり（③）して、脊柱管だけでなく、神経

●脊柱管、椎間孔が狭められる原因

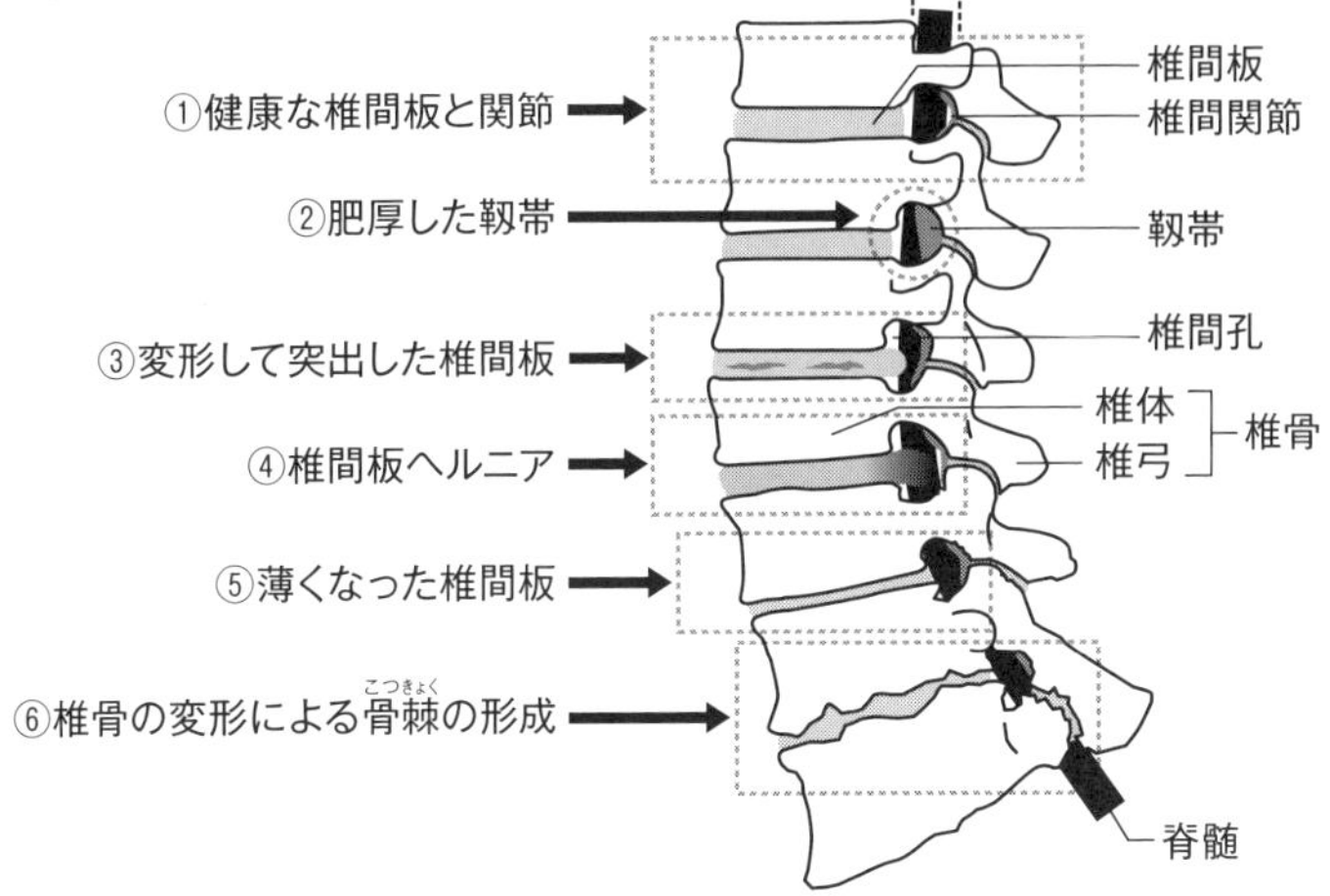

根の出口である椎間孔を圧迫するもの。椎《つい》間関節《かんかんせつ》への圧迫、ストレスにより骨自体が変形して大きくなり、椎間孔を圧迫するもの（⑥）等々、さまざまです。

　また、脊柱管への圧迫は、脊柱管を通る脊髄神経や血管への圧迫をもたらし、血液の流れが損なわれます。すると、そのあたりでは、滞留した血液によって血管が腫れ、腫れた血管によりさらなる脊柱管の狭窄が起こると考えられています。このようにして、背骨（脊椎）やその周辺組織が徐々に変形していくのです。

　これらの変形は年齢とともに少しずつ進行していくため、脊柱管狭窄症は、高齢者に多く見られますが、スポーツ選手や、運送業、建設業など重いものを持つ職業の人のなかには、若くても発症する人もいます。また、パソコン作業などで同じ姿勢を長時間とり続けたり、悪い姿勢がくせになっている人は、脊柱管狭窄症を招いたり、悪化させたりする危険が高まります。

症状は、腰から足の痛み、間欠跛行

脊柱管狭窄症では、腰から臀部、足にかけての痛みやしびれが現れることがあります。この症状を「坐骨神経痛」と言い、腰から足の先へ伸びる「坐骨神経」が圧迫されることで発生します。

また、「電撃痛」とよばれる、電気が走ったようなするどい痛みが起こることも多くあります。

特筆すべきは、脊柱管狭窄症には「間欠跛行」という症状が起こること。歩いている途中で腰から足にかけて痛みやしびれが現れ、歩けないほどになるのです。ところが、少し休むと症状がやわらぎ、再び歩けるようになります。

一般的に体を後ろに反《そ》らすと痛みが強くなります。これは、体を後ろに反らすと、脊柱管の圧迫が強まるからです。ほかにも、腰痛、臀部・足の知覚異常、排尿・排便障害などの症状が現れることがあります。

間違われやすい疾患

腰部脊柱管狭窄症には、よく似た病気に「腰椎椎間板ヘルニア」「腰椎すべり症（分離すべり症・変性すべり症）」「変性側弯症《そくわんしょう》」などがあります（私も二〇〇二年に腰椎分離すべり症と言われました）。

「腰椎椎間板ヘルニア」は、クッションの役割をしている椎間板の内部の「髄核《ずいかく》」という組織が飛び出すことによって、近くに通っている神経を圧迫する病気です。

「腰椎すべり症」は、腰椎の椎骨が前または後ろにずれて（すべって）いる症状です。私の場合もすべっていました。「変性側弯症」は、加齢による椎間板や椎間関節の変性で背骨が左右に曲がり、神経が圧迫されている状態です。

どれも、神経が圧迫されてしびれ、痛みなどの症状が出ることは同じですが、圧迫の原因がそれぞれ異なっているのです。

これらはそれぞれ別の疾患ですが、脊柱管狭窄症とこれらの疾患は症状が似ていることから、誤診されることも少なくないと言います。また、こうした疾患が脊柱管狭窄症を引き起こすこともあるのです。

整形外科的な疾患ではありませんが、閉塞性動脈硬化症《へいそくせいどうみゃくこうかしょう》では、下肢の動脈が動脈硬化により狭窄することがあり、間欠跛行に似た歩行障害が現れることがあります。しかしこれは動脈硬化であり、下肢の壊死《えし》や命にかかわることにもつながりますので、医療機関へ受診が必要です。

間欠跛行のメカニズム

アメリカでのデータになりますが、六十歳以上の人の腰部の画像診断をチェック

イラスト1

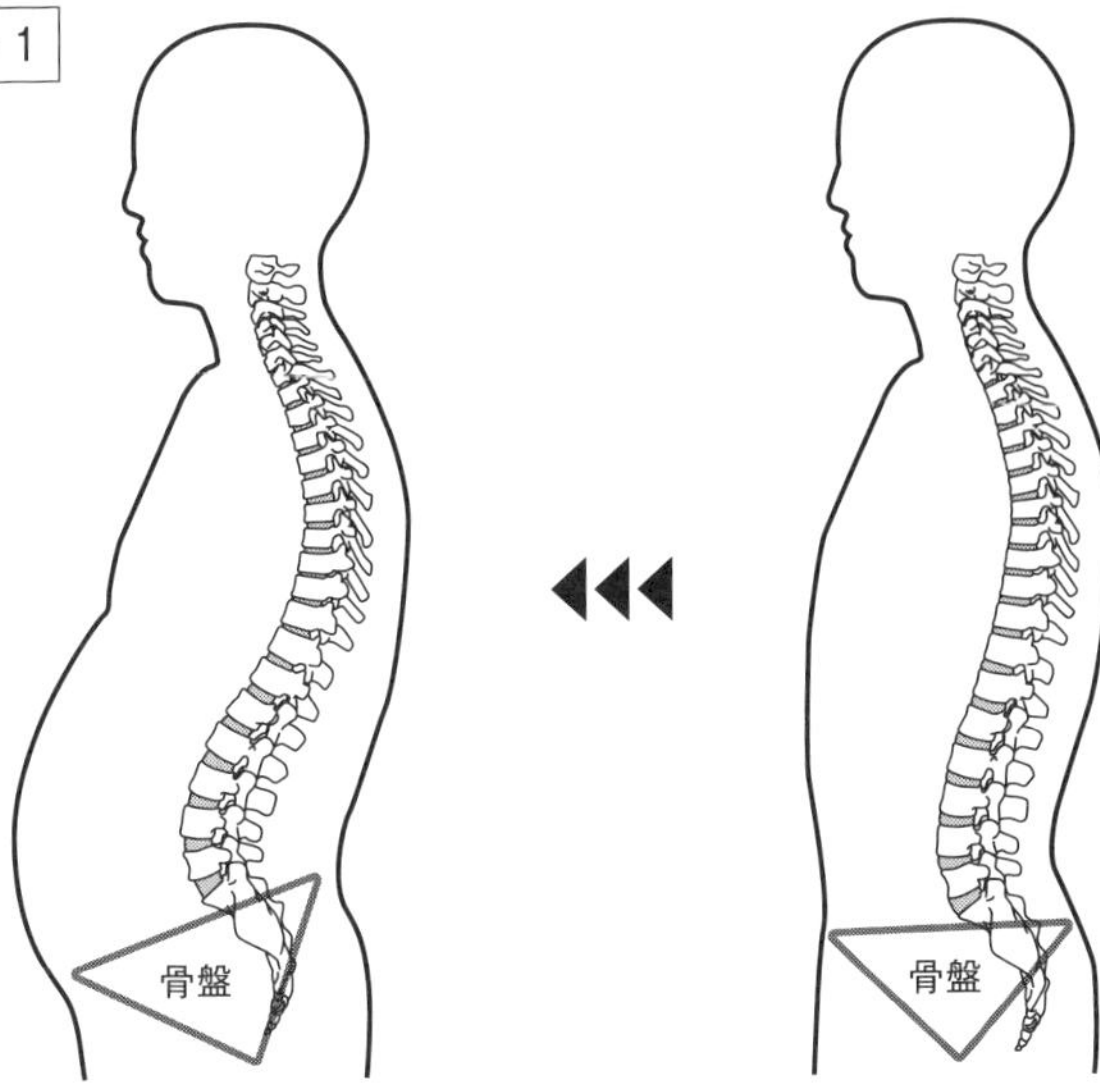

老化とともに骨盤が前傾して、
腰椎の前弯を強める傾向。

骨盤がニュートラルで、腰椎は
自然な弯曲。

イラスト2　●老化により変形した腰椎の断面図

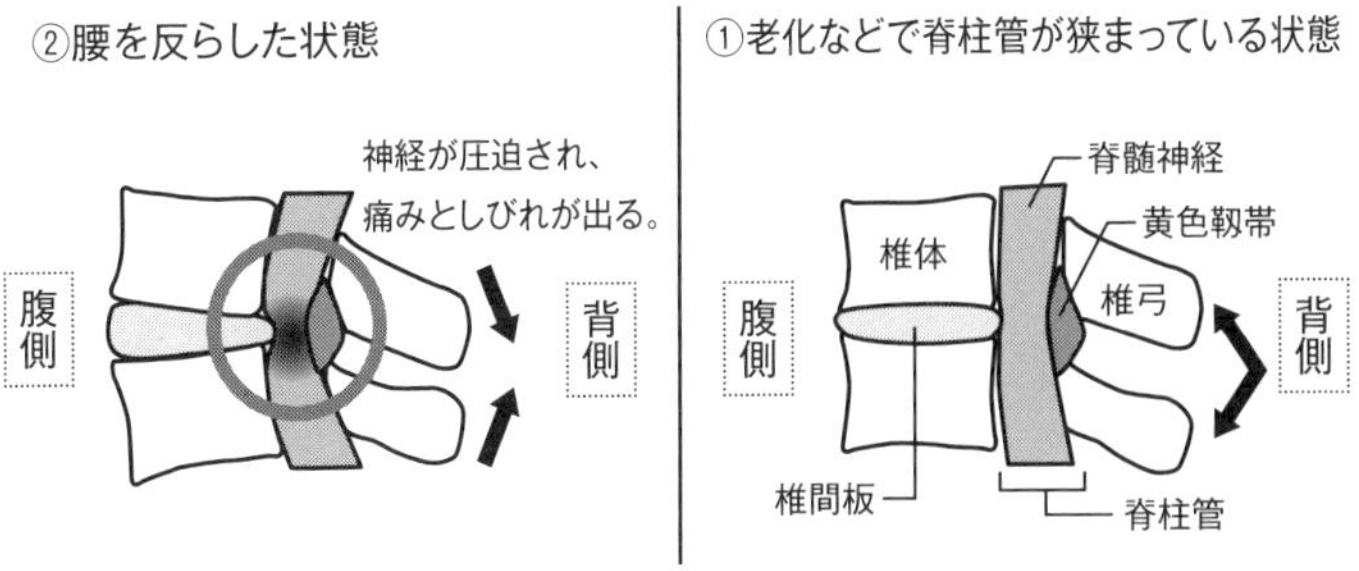

①で症状が出なくても、②のように、腰を反らせる（腰椎の前弯）
ことにより、脊柱管は狭まり、痛みとしびれが起こる。

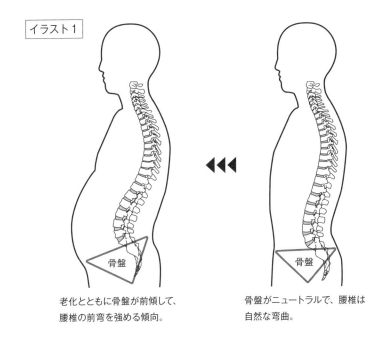

すると、四七%に脊柱管の狭窄の兆候が見られました。また、年齢が七十歳以上では、なんと八〇%にもなるのです。しかし、八〇%もの人が、腰部脊柱管狭窄症の症状が現れて、間欠跛行になっているわけではありません。狭窄状態のレベルが定かではありませんが、脊柱管が狭窄状態であっても、間欠跛行を起こす人と起こさない人がいるということがわかります。

腰部脊柱管狭窄症は、老化によって起こることが多いのですが、特に着目する点は、老化による姿勢の変化であり、骨盤の前傾による腰部の前弯《ぜんわん》（腰が反った状態になること）です。前ページイラスト1のように、老化により腹部がふくよかになると、背骨を支える筋肉群が腹部の重さを支えられなくなり、骨盤が前傾し腰の前弯が進みます。腰が前弯すると脊柱管が狭められ、椎間孔も小さくなるので、脊髄神経、神経根ともに圧迫が強まります。

イラスト2では、老化による脊椎や靭帯、椎間板の肥厚や変形で脊柱管がすでに狭められている状態（①）が、腰椎の前弯により、さらに狭められています（②）。

間欠跛行は、このように老化などが要因で腰が前弯し、脊柱管や椎間孔が狭まっ

●歩行時のターミナルスタンス

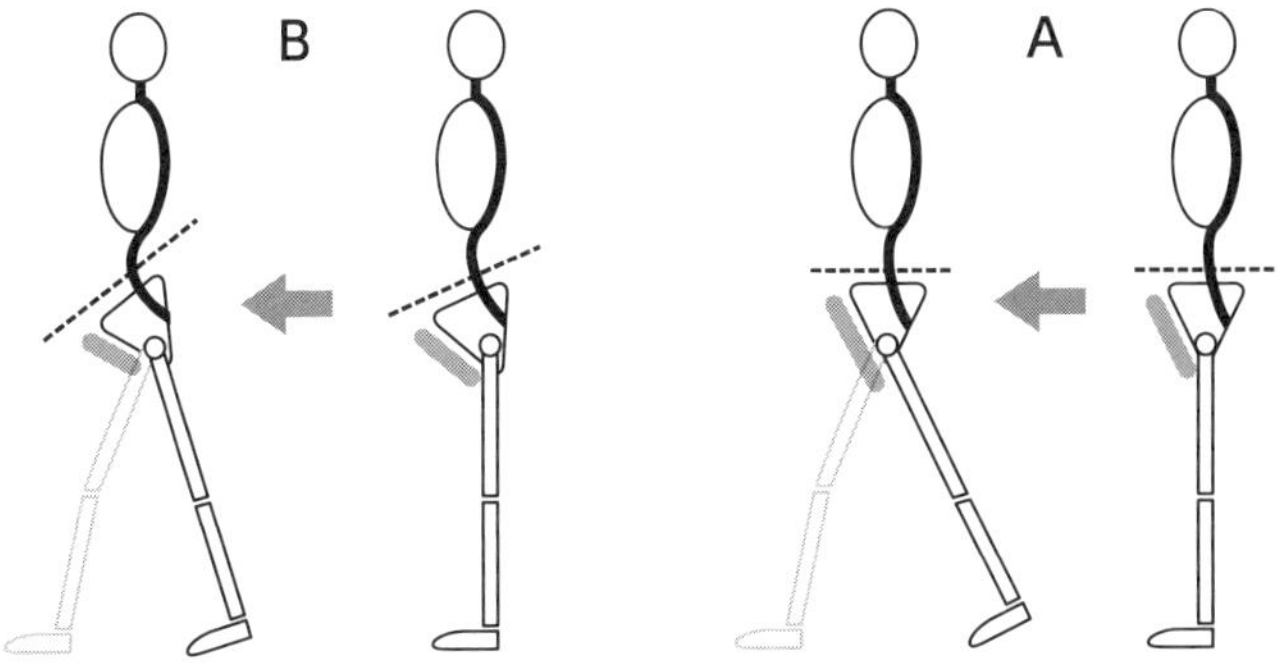

間欠跛行の起こりやすい歩き方

間欠跛行の起こりにくい歩き方

ている状態で歩行した時に起こります。歩いている途中に、腰をかがめて休むと、狭められた脊柱管や椎間孔のスペースが広げられるので症状が楽になり、再び歩き出せるのはこのためです。

しかし、高齢になっても、誰もが腹部がふくよかになるわけではありません。それでは、どのような人に間欠跛行が起きるのでしょうか？　間欠跛行は歩行時に起きる症状なので、歩行のメカニズムに注視すると興味深いことが見つかります。

歩行時に後ろ足のかかとが地面を離れる時（ターミナルスタンス）には、イラストAのように股関節の前側の筋肉を伸ばす必要があります。しかし、イラストBのように、すでに股関節前面の筋肉が縮まって骨盤が前傾している状態では、股関節を伸ばそうとすると、さらに骨盤の前傾を強めて、腰の反りを大きくしてしまいます。前述のように、間欠跛行は、腰椎に反り（前弯）が起こり、脊柱管や椎間孔のスペースが狭くなることで症状が現れます。すなわち、歩行時に骨盤が前傾することが、間欠跛行を起こす要因となるのです。そのため、間欠跛行を起こさないようにするためには、骨盤を前傾させずに、少なくともニュートラルの位置を保ちながら、歩行すれば良いことになります。そのためには、前傾した骨盤を戻す筋肉の強化と、骨盤・背骨をニュートラルの位置に安定させること、そして、腸腰筋《ちょうようきん》などの股関節屈曲筋《こかんせつくっきょくきん》のストレッチが必要となります。実際の運動法は巻末をご参照ください。

脊柱管狭窄症の診断と治療

脊柱管狭窄症の診断では、ＭＲＩ検査で脊柱管が狭くなっていることを確認するほか、痛みやしびれ、間欠跛行などの症状の有無、視診、触診などから総合的に判断されます。

脊柱管狭窄症と診断された場合、重症の場合をのぞき、まずは手術を行わない「保存療法」がとられます。

保存療法には、次のようにいくつかの方法があり、これらを組み合わせて行われることが多いです。

薬　物　療　法…痛み止めや、血流を良くする薬、筋肉の緊張をやわらげる薬などを服用する。
運　動　療　法…背骨を支える筋肉等を鍛えることで症状を改善する。
神経ブロック療法…痛みの原因となる神経（脊髄や神経根）やその近くに麻酔薬を注射し、痛みを抑える。
牽《けん》　引《いん》　療　法…牽引機を使って腰を引っぱる。
温　熱　療　法…ホットパックなどで患部をあたためて血行を良くする。
装　具　療　法…コルセットを装着して腰を安定させる。

しかし、これらの保存療法で症状が改善しない場合や、最初から下半身の麻痺や排尿・排便障害など重い症状が現れている場合は、手術が検討されるのは言うまでもありません。この本の「はじめに」に記した稲葉茂勝さんもその一人。手術では、脊柱管を狭くしている骨や靭帯などを切除し、神経への圧迫をなくすための手術が一般的で、初診時も、また、セカンドオピニオンでもそう言い渡されていました（ただし、セカンドオピニオンでは、トレーニングによる改善が見られなかった場合という条件付き→P4）。

近年では体への負担が少ない、内視鏡手術も行われるようになっています。

急増する脊柱管狭窄症

脊柱管狭窄症の歴史はまだ浅く、日本では一九七〇年にはじめて症例が報告されています。一般的にその名前が知られるようになったのは、ごく最近のことです。その後は高齢者を中心に患者数が急増し、「新たな国民病」ともいわれています。

年齢とともに脊柱管の狭窄が進んでいくため、五十代、六十代、七十代と年齢を重ねるにつれ、脊柱管狭窄症の患者は増えていきます。大日本住友製薬による調査では、国内の腰部脊柱管狭窄症の患者数は推定二百四十万人にのぼるとされています。この調査は二〇一〇年に行われたものですので、現在はさらに患者数が増えていると考えられます。発症に至らなくても脊柱管が狭くなっている「脊柱管狭窄症予備軍」の人も少なくないと考えられます。それも若くしてです。

患者数増加の原因の一つには、MRIの技術の著しい進歩と普及があります。MRIが日本で実用化されたのは、一九八〇年代からで、その後、医療現場にどんどん普及してきました。MRIは磁気共鳴画像法などともよばれ、強力な磁気によって体の内部の構造を解像度の高い画質で撮影します。脊柱管狭窄症では、脊柱管が狭くなっているようすを確認し、診断の補助とするために使われるのです。

MRIの登場により、これまでは見ることができなかった患者の脊柱管の狭窄のようすがわかり、少なくとも画像所見からは、それほど臨床経験のない医師でも「脊柱管狭窄症である」という診断をつけることが可能な時代になったことは確かです。

さらに、二〇一一年に脊柱管狭窄症の診断基準（案）ができたことも、医師が脊柱管狭窄症という診断を行うことを後押ししています。

日本整形外科学会、日本脊椎脊髄病学会による「腰部脊柱管狭窄症診療ガイドライン2011」は、脊柱管狭窄症の診断基準（案）として次のような項目を示しました。その信頼性、妥当性の検証は「今後の課題」としています。

腰部脊柱管狭窄症の診断基準（案）
（以下の四項目をすべて満たすこと）
1　臀部から下肢の疼痛《とうつう》やしびれを有する。
2　臀部から下肢の疼痛やしびれは立位や歩行の持続によって出現あるいは増悪し、前屈や座位保持で軽快する。
3　歩行で増悪する腰痛は単独であれば除外する。
4　MRIなどの画像で脊柱管や椎間孔の変形狭窄状態が確認され、臨床所見を説明できる。

脊柱管狭窄症をめぐる環境はこの数年の間にも、大きく変化しています。

コアスタビライゼーションとピラティス

23ページで私は、「コアスタビライゼーション」と「ピラティス」という二つの言葉を紹介しました。これらは、脊柱管狭窄症をはじめとした背骨の不安定性から起こっているさまざまな腰痛の改善、緩和においてとても重要なキーワードになります。

ここでまず、背骨の不安定性はなぜ起きるかについて説明します。

背骨の不安定性は、背骨を構成する椎骨や椎間関節、椎間板、それらをつなぐ細かい靱帯になんらかの障害が起こり、椎骨にぐらつきが生じて、背骨が不安定になってしまう状態を言います。椎間板や椎体の前《ぜん》・後縦靭帯《こうじゅうじんたい》にゆるみが生じ、脊椎や椎間関節の一部分にぐらつきが起こることがあります。加齢によるものが多いのですが、長い間悪い姿勢を続けていても起こります。それ以外にも背骨の可動域を大きく超える動きの繰り返し、たとえば、バレーボールのスパイク、ゴルフのスイングなど、若年層でも頻繁に同じ動作を繰り返すことで、背骨が不安定になることがあります。ぎっくり腰の繰り返しも、腰椎を不安定にすると考えられていますし、最近では、椎間板ヘルニアもこの不安定性から起こり得るとされています。また、腰椎の不安定性は腰椎の骨をつないでいる椎間関節に障害が起きることで発生し、椎間板が突出したり、靱帯（黄色靭帯）が変性して肥厚することで脊柱管が狭窄した状態となり、脊髄神経や神経根が圧迫されることもあります。

　背骨の不安定性で着目すべき点として、その可動域があげられます。背骨は頸椎、胸椎、腰椎と部位によって解剖学上、可動域が制限されています。それを超える動作を繰り返すことにより、一つひとつの椎骨をつなぐ腱や靭帯が引き伸ばされ、背骨は不安定になります。たとえば、ゴルフは腰を捻《ひね》るものと思われがちです。しかし、解剖学的には腰はほぼ捻ることができません。腰椎の回旋できる範囲は五度といわれています。*これは、腰椎の椎間関節を構成する上の椎骨の下関節突起《かかんせつとっき》が、下の椎骨の上関節突起《じょうかんせつとっき》にロックされており、無理に水平方向に回旋させると、すぐぶつかることからわかります。これを無理やり回旋させると、上下の突起はぶつかり合い、疲労性骨折を起こすこともあります。

これに対し、胸椎は三十〜三十五度の回旋が可能です。* 胸椎では腰椎と同じ椎間関節を構成する上関節突起と下関節突起が横方向に位置し、水平方向に回旋しやすくなっています。このことから、背骨の回旋動作は胸椎で行われていることがわかっています。腰を無理に捻る動作を繰り返すと、上関節突起と下関節突起との「遊び」が広がってしまい、上下関節が擦《す》れて炎症を起こしたり、変形を起

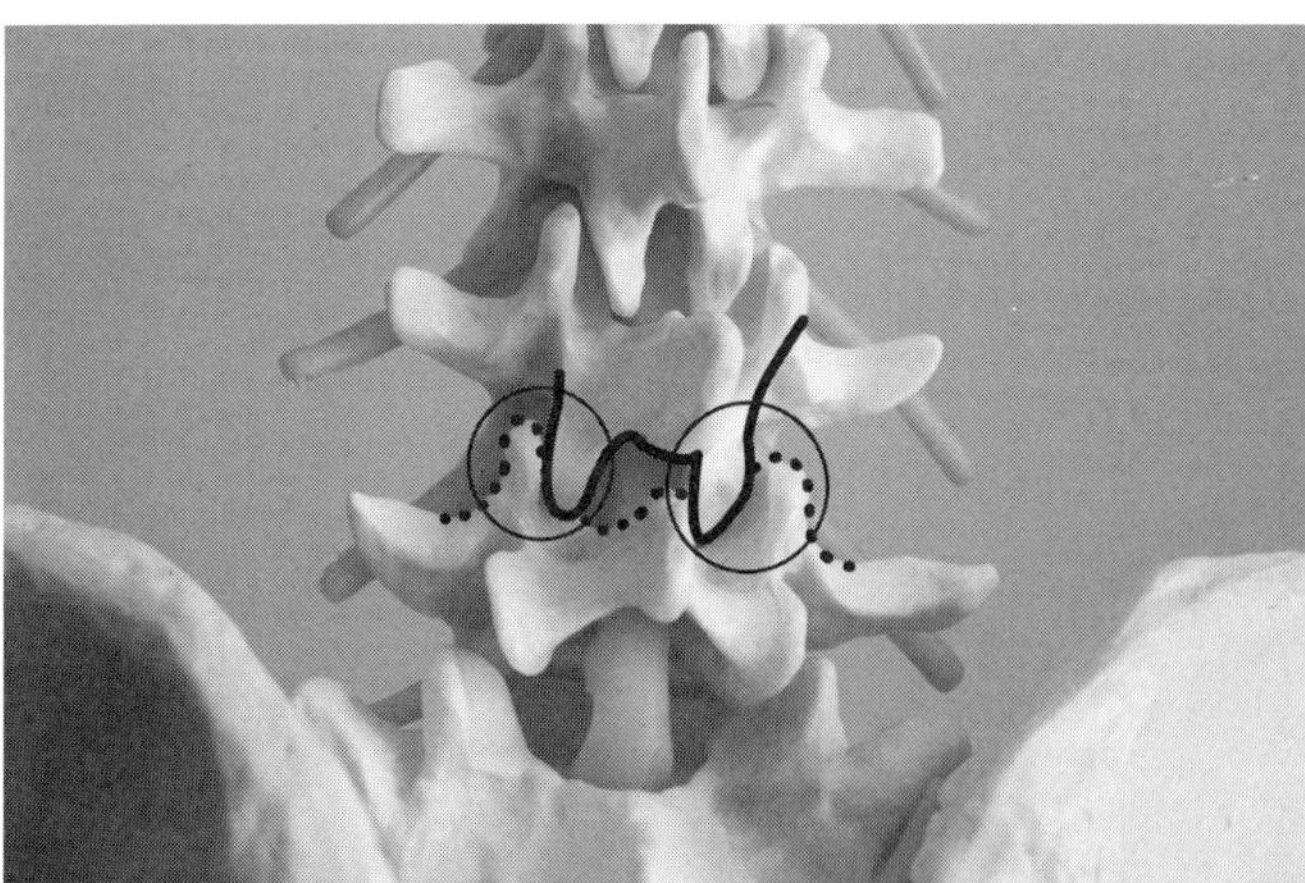

腰椎では、下の椎弓部分（…）が上の椎弓部分（━）を、回旋しないようロックしている（腰は捻りにくい）。

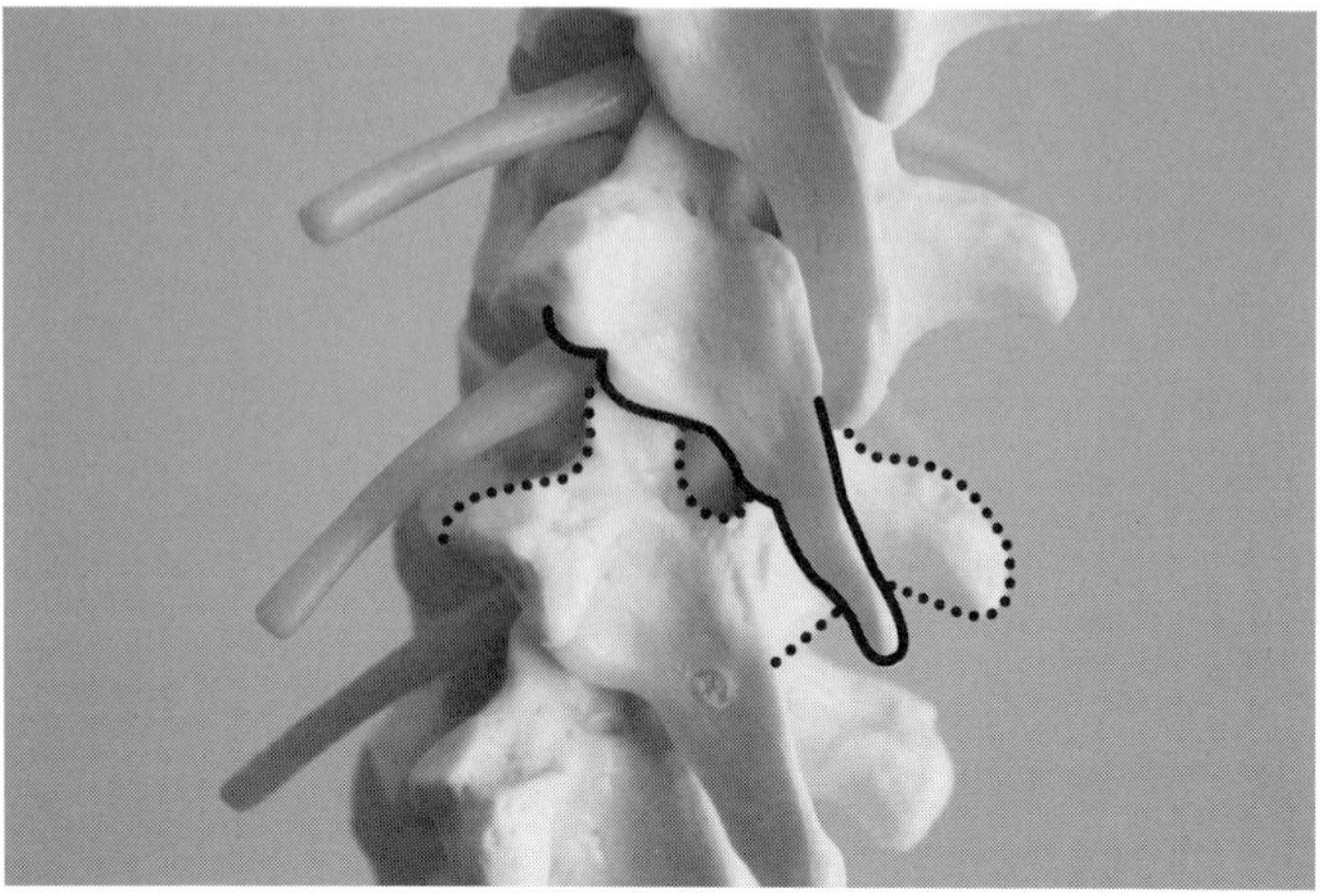

胸椎では、上の椎弓部分（━）が下の椎弓部分（…）を覆《おお》うように重なっているので、回旋しやすい。

こすことがあります。これにより脊柱管が狭くなり、神経を圧迫するなどして腰痛を引き起こします。上関節突起と下関節突起が強く衝突し骨折を起こすと分離症となり、さらに悪化して、上下の椎骨がすべってずれると分離すべり症となります。

伸展動作では、胸椎は二十～二十五度可能なのに対し腰椎は十五度と、ここでも胸椎のほうが広いことがわかります。

ここで、背骨の動きと関連の深い股関節の可動域を見てみましょう。股関節はボール&ソケットという動きやすい構造の関節です。そのために可動域は広く、内旋・外旋にそれぞれ四十五度、伸展に二十度可動性があります。勘違いしがちな「腰を捻る」という動作は股関節と胸椎の回旋運動によって起こり、腰を反るという動作では、胸椎が主に動きます。胸椎や股関節は可動性が必要な部位であり、腰椎は安定させる部位ということを理解すると、「コアスタビライゼーション」と「ピラティス」による背骨の安定性を高めるトレーニングが、いかに重要かがわかります。

ここからは、「コアスタビライゼーション」について解説します。ここでの「コア」とは、動作のはじまりとなる背骨を支える筋肉や組織を指し、「スタビライゼーション」とは、「安定」のこと。「コアスタビライゼーション」とは、背骨を支える筋肉等を含めた「背骨の安定」ということになります。

また、「コア」とは「中心」や「核」という意味から、腕や脚に対して胴体部分で体の中心である「体幹」とも言えます。すなわち、「コアスタビライゼーション」は「体幹の安定」でもあるわけです。体幹の安定を重視したトレーニングのことを、広義で「コアトレーニング」と称することもあります。

＊出典：嶋田智明　訳『カパンディ関節の生理学』（医歯薬出版、一九八六年）

体幹の三つの層：外層→中間層→深層

「体幹」や「コア」のトレーニングとして紹介されている多くは、基礎となる背骨を支える筋肉をトレーニングできていないものがあります。背骨が不安定になり腰痛を起こしている場合、背骨を直接支える筋肉の機能回復が必要になります。体幹を三つの層に分けて考えるとわかりやすいと思います。これはカナダやオーストラリアの研究による考え方です。

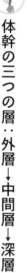

体の一番外側を「外層」とし、皮膚のすぐ下にある筋肉を指します。腹部では外《がい》腹斜筋《ふくしゃきん》と腹直筋《ふくちょくきん》、背部では脊柱起立筋《せきちゅうきりつきん》がこれにあたります。その内側が「中間層」。腹部では腹横筋《ふくおうきん》と内腹斜筋《ないふくしゃきん》、背部では多裂筋《たれつきん》と腰方形筋《ようほうけいきん》の四つの筋肉から成り立ちます。この中間層の筋肉が、背骨を安定させる重要な役割を担っていると考えられています。そして、一番内側が「深層」です。背骨、椎間板、靭帯のほか、背骨にくっついている小さな筋肉から構成されます。

かつて行われてきたトレーニングの多くは、外層を鍛えるものが中心でした。深層や中間層のトレーニングが多く紹介されるようになってきたのは、ここ数年のことです。ただ、これら深層や中間層の筋肉には、トレーニングしている感覚がわかりづらいという難点があります。特に、腰痛などでうまく使うことができなくなっていると、同じトレーニングを行っていても、使いやすい外層の筋肉で代用していることが多々あります。深層や中間層の筋肉は、変化が見えづらいこともあり、今でも鍛えることはとても難しいとされます。

一九九〇年代以降、中間層についてのさまざまな研究の結果を踏まえ、その重要性がしだいに広く認知されるようになりました。中間層の一つである腹横筋は、それまで呼吸の時にアシストする

●体幹の3つの層

●外層

外腹斜筋、腹直筋

脊柱起立筋

●中間層

腹横筋、内腹斜筋

多裂筋、腰方形筋

●深層

背骨、椎間板、靭帯、小さな筋肉

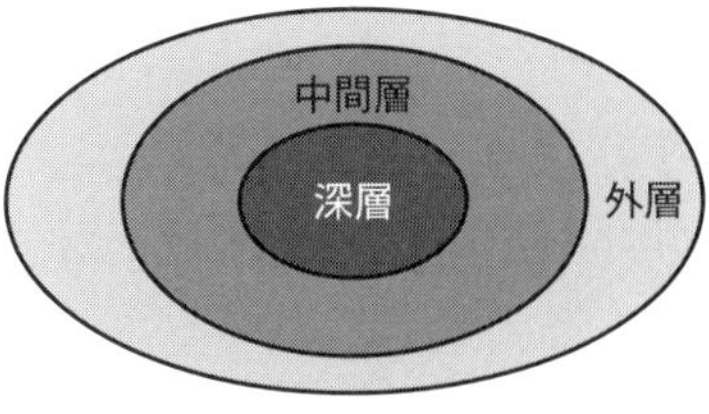

補助的な筋肉と考えられていましたが、上肢《じょうし》や下肢を動かす時、そのコンマ何秒前に収縮し、身体の安定性を前もってつくる筋肉であること、しかも体幹の筋肉群のなかで腹横筋が最も早く収縮を開始する筋肉であることがオーストラリアの研究で発表されました。ところが、腰痛を起こした人は、この腹横筋が先に収縮するという順序が乱れているか、遅れが生じています。

二〇一〇年くらいからは、日本でも腹横筋の収縮法として、アブドローイングが紹介されました。これは、腹横筋による腰痛改善の重要なトレーニングの一つでもあります。腹横筋は胸腰筋膜《きょうようきんまく》とともに体幹をぐるりと囲んでおり、まるでコルセットのような役割を果たして背骨を安定させています。次ページの写真のように、ボールの周りにコルセットを巻いて、コルセットとボールの間に背骨をはさんだ状態を想像してください。コルセットの締め方が緩《ゆる》いと背骨はぐらぐらし、しっかり締めるとボールに掛かる圧力が高まり背骨は安定します。このコルセットを腹横筋、ボールをお腹と置き換えると、腹横筋をしっかり鍛えることがいかに腰痛改善に重要かわかっていただけることでしょう。

同じく中間層の筋肉である多裂筋は、頸椎から仙骨までと長く、背骨に最も近いところにあり、背骨全域の棘突起《きょくとっき》（背中をさわるとポコポコと出ているところ）を両側から直接支えている、腰部で最も発達している筋肉です。しかし、いったん腰痛を起こすと、腰部の多裂筋は脳からの信号がシャットダウンされ、使用不能となる場合が多く、腰椎の不安定性を起こします。この不安定性が、腰部脊柱管狭窄症に進行することが多いとなれば、多裂筋の強化は軽視することができません。これら中間層の腹横筋、多裂筋の収縮を確認する方法は次ページの写真を参照ください。特に多裂筋がうまく働いているかどうか、左右差がないかなど、今の自分の腰の状態を把握するうえ

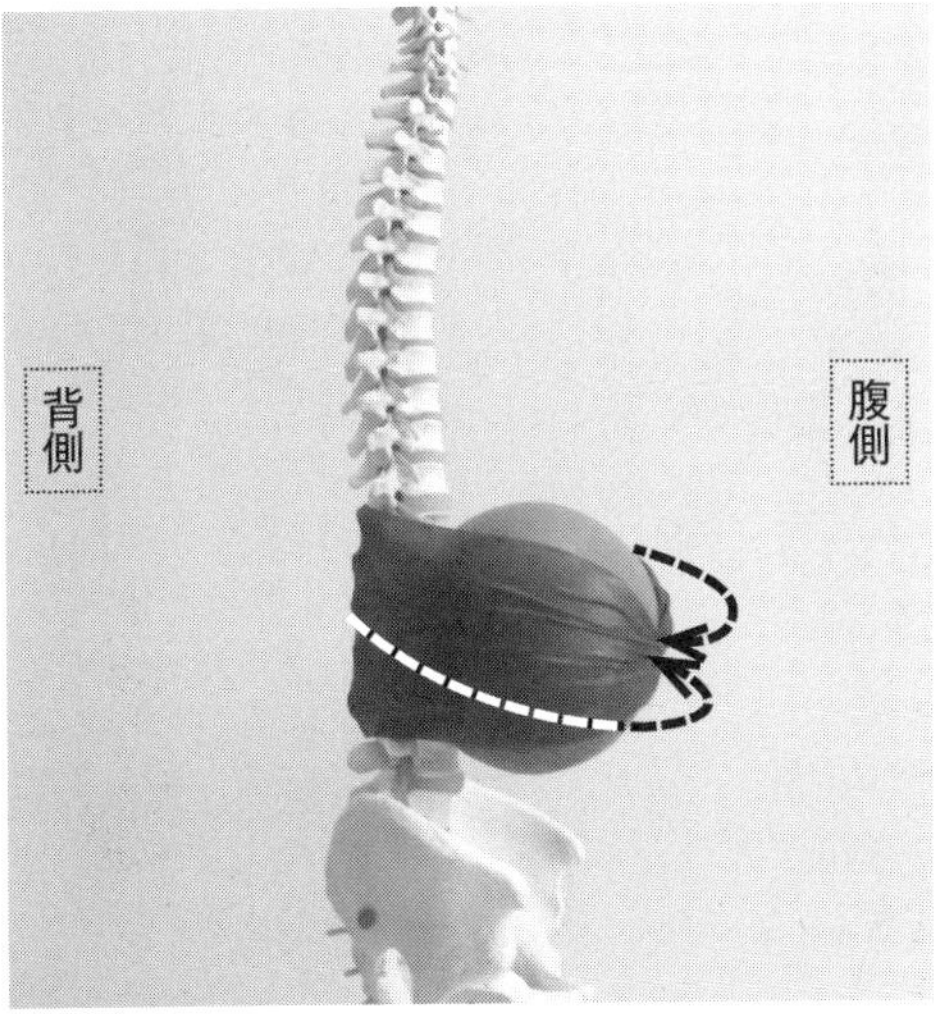

腹横筋（コルセット）を締めて腹圧（ボールに掛かる圧力）を高めると、背骨が安定する。

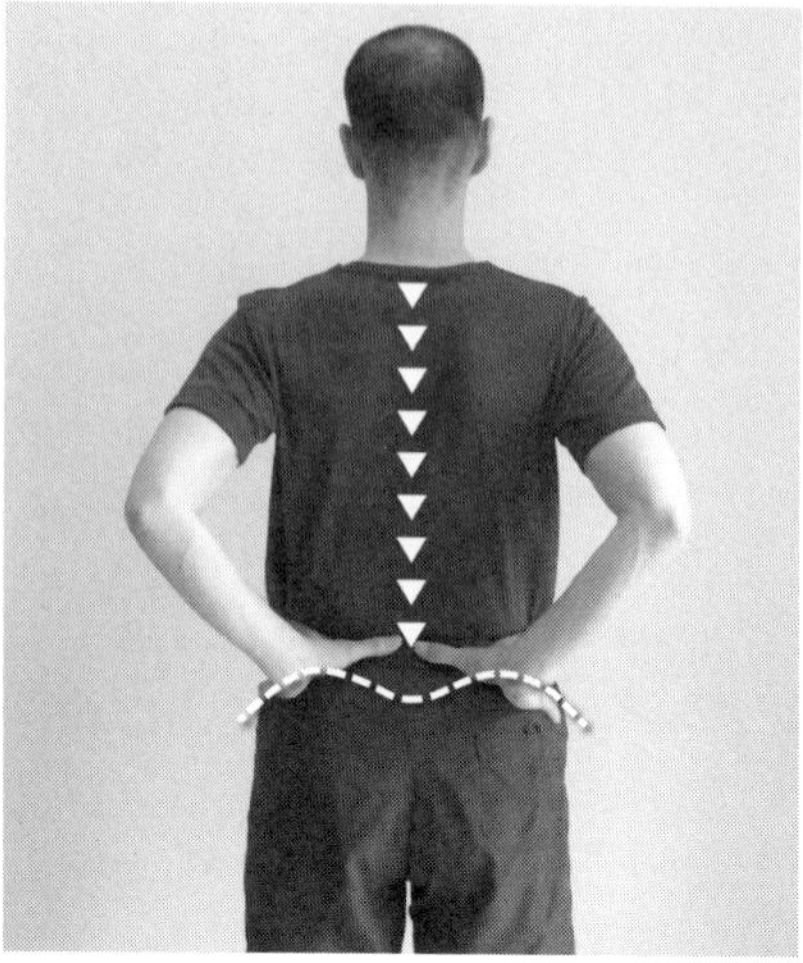

多裂筋収縮の確認方法
①ベルトラインを両手で挟《はさ》む。
②左右の親指を、真ん中の突起（▼）まですべらせる。
③突起（▼）の際《きわ》を左右の親指で軽く押さえる。
④そのまま背筋を伸ばし、上体を股関節から少し前に折る。
⑤左右の親指に筋肉の跳《は》ね返り（収縮）を感じるかどうか確認する。

で重要になります。

オーストラリアの研究では、コアスタビライゼーションの「コア」とは、前述した腹横筋と多裂筋に加えて、骨盤底筋《こつばんていきん》と横隔膜《おうかくまく》があり、それら四つに囲まれた部分とされています。これらの筋肉がさまざまな動作の事前に、タイミングよく、適切に連動収縮することによって、腹腔圧《ふっくうあつ》が適度に高まり背骨が安定化されるとしています。不安定な背骨を支えるために、中間層の役割がとても重要であることがわかります。

背骨や椎間板、靭帯、その周りの筋肉からなる「深層」は、中間層に加えて、コアスタビライゼーションでは非常に大事な働きをします。これは、体内の筋肉、関節、腱などの組織は「固有受容器」とよばれる感覚センサーを持っているからです。

固有受容器は体じゅうに存在し、筋肉がどれくらい伸びているか、関節はどの方向に曲がっているかなどの情報を脳に伝える、いわば体内に存在するGPSセンサーのようなものなのです。脳はこの情報をもとに体に指令を出し、体全体の運動をとても精確なレベルでコントロールできるわけです。私たちは、目を閉じた状態でも（視覚的な情報に頼らなくても）転ばずに歩くことができ、紙に文字を書くことさえできます。体内の固有受容器が働き、脳が手足のすみずみまで位置関係を把握できているからです。

「深層」にあたる背骨の周りの筋肉や関節にもこのセンサーは存在し、ごく僅《わず》かな体の傾きも感知します。固有受容器がうまく働かなかった場合、脳が背骨の正確な位置関係を把握できず、背骨が不安定な状態に陥ってしまいます。背骨の安定のためには、深層の固有受容器が重要なのです。

腰痛を繰り返す人には、この固有受容器がうまく働いていないという特徴があります。一度腰痛が治っても、GPSセンサーが誤作動しているままでは、全身を動かす脳からの指令も狂ったままで、その状態で日々動き続ければ、腰痛の手術を行っても再発は繰り返される結果となります。

もう一つ、深層には重要な働きがあります。背骨が前屈、後屈、側屈、回旋をする時に、大きな動きとは逆の方向に、もう一つ小さな動きが生じます。この小さな動きが深層部の大事な働きです。この動きは、可動範囲を超えようとする「行き過ぎ」の動きを制止する安全装置であり、背骨に付随する細かい靱帯で行われています。この安全装置も、何度も繰り返して負荷を掛け続けると損傷を起こしますし、この靱帯が脊柱管内で硬化し肥厚すると、脊柱管狭窄症へとつながります。

コアスタビライゼーションの第一歩

32ページで、私がユニチカ時代、毎日大声を出していたことを書きました。当時はわかりませんでしたが、じつはこの「大声トレーニング」が、腹横筋の収縮のトレーニングの意味を持っていたのだと、私は考えています。

大声を出す時には、じつはお腹から大きく息を吐いています。これを実感するには、仰向けになり両手を軽く腹部において、大声を出す時のように口から息をふっと吐いてみることです。すると、腹部にのせた両手が軽く沈んでいくことがわかるはずです。この時、胸ではなくお腹を使って呼吸する「腹式呼吸」が行われているのですが、これこそ、腹横筋の収縮（コアスタビライゼーション）の第一歩です。

これだけを聞くと簡単そうに思えるかもしれませんが、使い慣れていない腹横筋を意識して収縮させるのは、意外と難しいものです。脊柱管狭窄症をはじめ、腰痛を患う多くの皆さんは、この腹横筋の収縮がうまくできない人がほとんどです。また、手術をされる医師からは、腰痛患者の腹横筋は紙のように薄くなっていると聞きます。いかに腹横筋が休止状態であるかがわかります。この腹横筋の収縮がうまく、長くできるようになれば、トレーニングは次のステップへと進みます。

私が「はじめに」で記した稲葉さんにこのことを話した時、このやり方を「一日何万回やってください」と言うと、彼は「できるわけないでしょ。一回に二十秒は掛かる。二万回だと百時間以上になる、とてもあり得ない」とおっしゃいました。でも私は「できます」と……（この理由は→P121）。

もとより、コアスタビライゼーションは、スポーツ選手のトレーニングとしてだけではなく、腰痛のリハビリとして研究されたものなのです。オーストラリアやカナダなどで研究され、アメリカでも理学療法士が行う腰痛の保存療法として浸透してきました。背骨を支える筋肉を鍛えることで背骨を安定させるこの方法は、腰痛の種類に関係なく有効であることを、多くの臨床経験から確信しています。

ピラティスは背骨を安定させるエクササイズ

コアスタビライゼーションとともに、私が南カリフォルニア大学で出会ったもう一つの言葉が「ピラティス」です。私を腰痛の激しい痛みから解放してくれたピラティスについて、ここで紹介します。

日本でも、ピラティスはフィットネスクラブなどで提供されるエクササイズの一

郵便はがき

料金受取人払郵便

山科局承認

1447

差出有効期間
平成30年9月
30日まで

6078790

（受　取　人）

京都市山科区
日ノ岡堤谷町1番地

ミネルヴァ書房
読者アンケート係　行

◆ 以下のアンケートにお答え下さい。

お求めの
書店名＿＿＿＿＿＿＿＿市区町村＿＿＿＿＿＿＿＿＿＿＿＿書

＊ この本をどのようにしてお知りになりましたか？　以下の中から選び、3
で○をお付け下さい。

A.広告（　　　　）を見て　B.店頭で見て　C.知人･友人の薦め
D.著者ファン　E.図書館で借りて　F.教科書として
G.ミネルヴァ書房図書目録　H.ミネルヴァ通信
I.書評（　　　　）をみて　J.講演会など　K.テレビ･ラジオ
L.出版ダイジェスト　M.これから出る本　N.他の本を読んで
O.DM　P.ホームページ（　　　　　　　　　　）をみて
Q.書店の案内で　R.その他（　　　　　　　　　　）

名　お買上の本のタイトルをご記入下さい。

上記の本に関するご感想、またはご意見・ご希望などをお書き下さい。
文章を採用させていただいた方には図書カードを贈呈いたします。

よく読む分野（ご専門）について、3つまで○をお付け下さい。

1. 哲学・思想　2. 世界史　3. 日本史　4. 政治・法律
5. 経済　6. 経営　7. 心理　8. 教育　9. 保育　10. 社会福祉
11. 社会　12. 自然科学　13. 文学・言語　14. 評論・評伝
15. 児童書　16. 資格・実用　17. その他（　　　　　　　）

住所

Tel　（　　　）

がな
名前　　年齢　歳　性別　男・女

職業・学校名
所属・専門）

メール

ミネルヴァ書房ホームページ　http://www.minervashobo.co.jp/

＊新刊案内（DM）不要の方は × を付けて下さい。 □

つとなりました。今やピラティス専門のスタジオもあるくらいです。全国の多くのフィットネススタジオの紹介を見ると、「インナーマッスルを鍛えることで、体幹部を強化する」とか「体の歪《ゆが》みを改善し、どこにも無理のない姿勢へと導く」とか「しなやかで美しい筋肉」「体を動かすことで精神の解放を」などという文章が目につきます。しかし、ピラティスの歴史を見ると、そのはじまりがリハビリであったことがわかります。

ピラティスのエクササイズは、一九二〇年代にジョセフ・ヒューベルトゥス・ピラティスによって考案されました。ジョセフはドイツで生まれ、幼少期は病弱であったために、さまざまなトレーニングをした結果、鍛錬された体になったといわれています。看護師の仕事をしていたジョセフは、第一次世界戦争中に、負傷した兵士にベッドのスプリングを使って体の動きをサポートしたり、抵抗を与えたりしてリハビリを工夫し、兵士の体の回復に貢献しました。この方法がのちに「ピラティス・メソッド」とよばれるようになりました。スプリングを使用したこの時のエクササイズは今日でも行われています。ジョセフは、一九二六年にアメリカに渡り、ニューヨークでスタジオを開設しました。このスタジオのクライアントにダンサーが多かったため、ダンスのコンディショニングとして取り入れられていきました。ダンサーのニーズに応えるべく、ダンスのパフォーマンスを向上させ、怪我を回避することを目的としたトレーニングでした。

現在ピラティスは世界の主要国で教えられさまざまなニーズに対応しています。その人口は千二百万人を超えているともいわれています。

ピラティスのエクササイズの種類は、五百とも八百ともいわれますが、特にフォーカスされていることは、腹横筋、多裂筋やそのほかの背骨を安定させる筋の再教育と強化です。これを行うことによって、筋肉本来の収縮パターンを習得でき、背骨の安定化につながります。体の損傷後に背骨周りの筋肉は弱くなり、姿勢が崩れてしまいます。その結果、正しい体の使い方ができなくなってしまうのです。ですから、ピラティスは、長期のリハビリにも非常に有効であるといわれています。また、ピラティスの基本は、呼吸法と自然な姿勢をつくることです。背筋を伸ばした姿勢をとることで正しい呼吸ができて、全身に酸素がいきわたります。こうすることで、

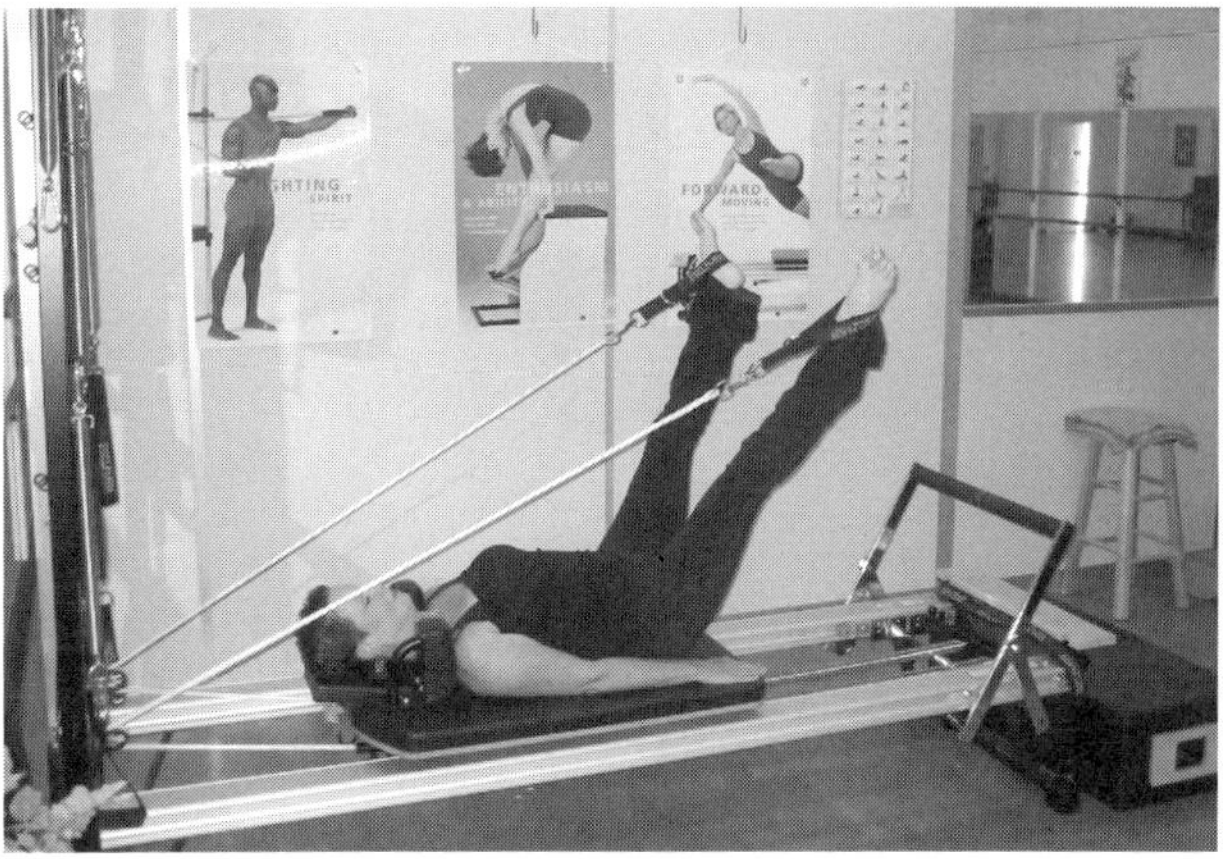

ピラティスのキャロル・リッツ教授。

柔軟性とバランスを向上させながら体じゅうの一つひとつの筋肉を強化していけるのです。エクササイズは通常、ジョセフが考案した専用の装置（上の写真のリフォーマーなど）、または床で行われます。

　このように、ピラティスの「体を部分的にではなく全体的に捉えたうえで、背骨の安定から全身を強化する」という考え方は、コアスタビライゼーションの考え方に共通しています。このことから私は、コアスタビライゼーションを実践する手段としてピラティスのメソッドを応用しています。私が開発した「コアヌードル」は、ピラティスのコアのエクササイズを容易に実践できないかと思い、考え出したのですから（↓P103）。

日本では、ピラティスはダイエットや健康のためというイメージが強く、女性の行うエクササイズと思われがちです。しかし、ピラティスは、元来はそうではないことをおわかりいただけたと思います。体のさまざまな問題を回復させる背骨の安定を中心としたリハビリトレーニング、もしくはリコンディショニングなのです。

24ページでお話しした通り、私自身、ピラティスのレッスンを三か月続けた頃から、腰の痛みが治まっていった経験があります。これは、徹底した呼吸法で、背骨を支える腹横筋、多裂筋の収縮を繰り返しトレーニングしたことによるものでした。

第五章

「コアヌードル」の誕生

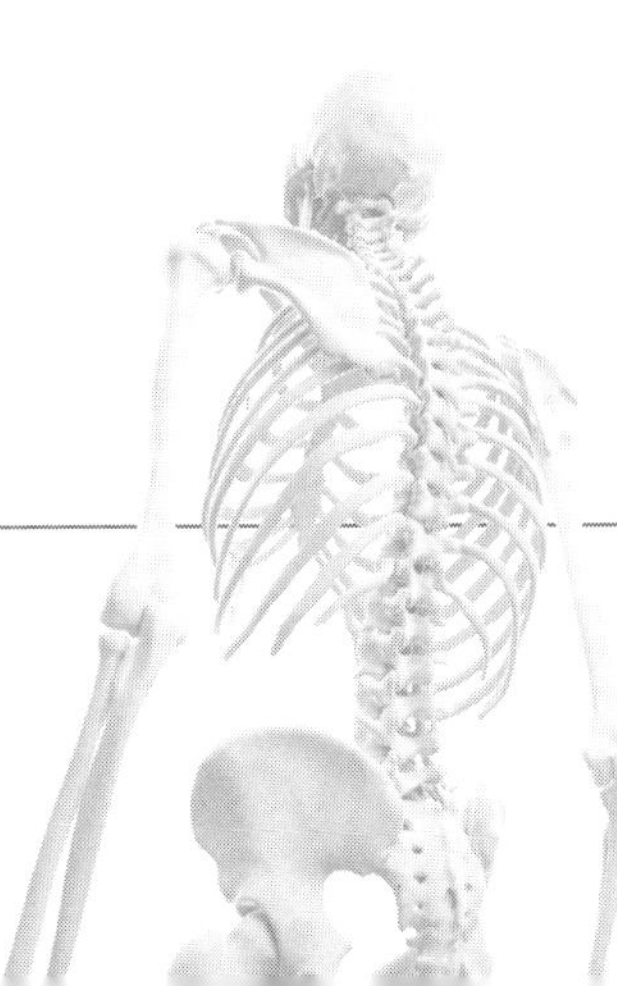

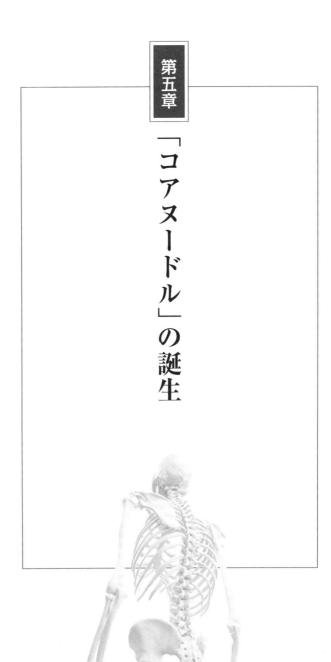

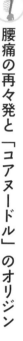

腰痛の再々発と「コアヌードル」のオリジン

先にお話したように、私はピラティスのおかげで、手術を回避するまで回復することができました。その後、二年くらいは調子が良く、手術の話などなかったかのように快適な日々を過ごしていました。しかし、なんと腰痛が再々発してしまったのです。引っ越しをしたためにマウントサックが遠方になり、ピラティスのクラスに定期的に通えなくなっていました。もちろん、自宅では自己流でピラティスのようなものを行っていましたが、自宅にはあの専用の器具（リフォーマー）がありません。床で行う自己流ピラティスでは、コアの感覚が徐々に薄れていくのがわかりました。それと同時に、腰痛と脚のしびれが徐々に増してきました。やはり手術しかないのかという気持ちがよぎりました。

もちろん、遠方になりましたが、またあのクラスに片道一時間ドライブして定期的に通うということも考えました。しかし、私のピラティスの先生のクラスは夜の九時からです。それが終わってから、夜遅くにドライブして帰宅することは、安全面で不安に感じました。私が二十年近いロサンゼルス生活で危険な事件に一度も遭遇しなかった理由は、夜の外出を避けていたこともあると思います。

どちらも気が進まないままに色々と考えるなかで、あのピラティスの専用器具のようにコアの刺激を自宅で再現できないかと考えはじめました。そこで、まず一番に、マウントサックのアスレティックトレーニングルームにあるフォームローラー（ポリエチレンなどでできた円筒形の器具）を試しました。フォームローラーは、アメリカの理学療法士ショーン・ギャラガーが、師匠から学んだ方法（Feldenkrais《フェルデンクライス》 method《メソッド》）で使用するセルフケアのツールの一つとして広めていたものでした。一九八〇年代にはアメリカですでに多くの理学療法士が使用していたものです。フォームローラー上ではある程度の不安定さがあり、その上で休むと、コアの刺激ができるのではと思いました。しかし、フォームローラーは素材が固いので、臀部が大きく、骨盤も前傾気味である私の腰には、反り腰を強め、逆に腰痛を悪化させてしまうものでした。すべり症や脊柱管狭窄症では、骨盤が前傾することは禁忌《きんき》とされています。

これまで、カイロプラクティックやオステオパシーで背骨の健康について多く学んできていたので、自然治癒力《ちゆりょく》を高めるには、背骨の自然な生理弯曲が大事であると強く感じていました。これはその後の私の腰痛プログラムの根幹となるものです。自然な生理弯曲でないと、人間の体は最適・最良のパフォーマンス（動作）ができないのです。腰痛の人の生理弯曲を整えるためには、重心の低い位置で安定した状態＝仰臥位《ぎょうがい》（仰向け）からのトレーニングのほうが、やりやすいのです。

次に試したものが、AIREX《エアレックス》バランスパッドという、バランストレーニングに使う高さが六センチのパッド状のものです。素材の柔らかさとしては合格で

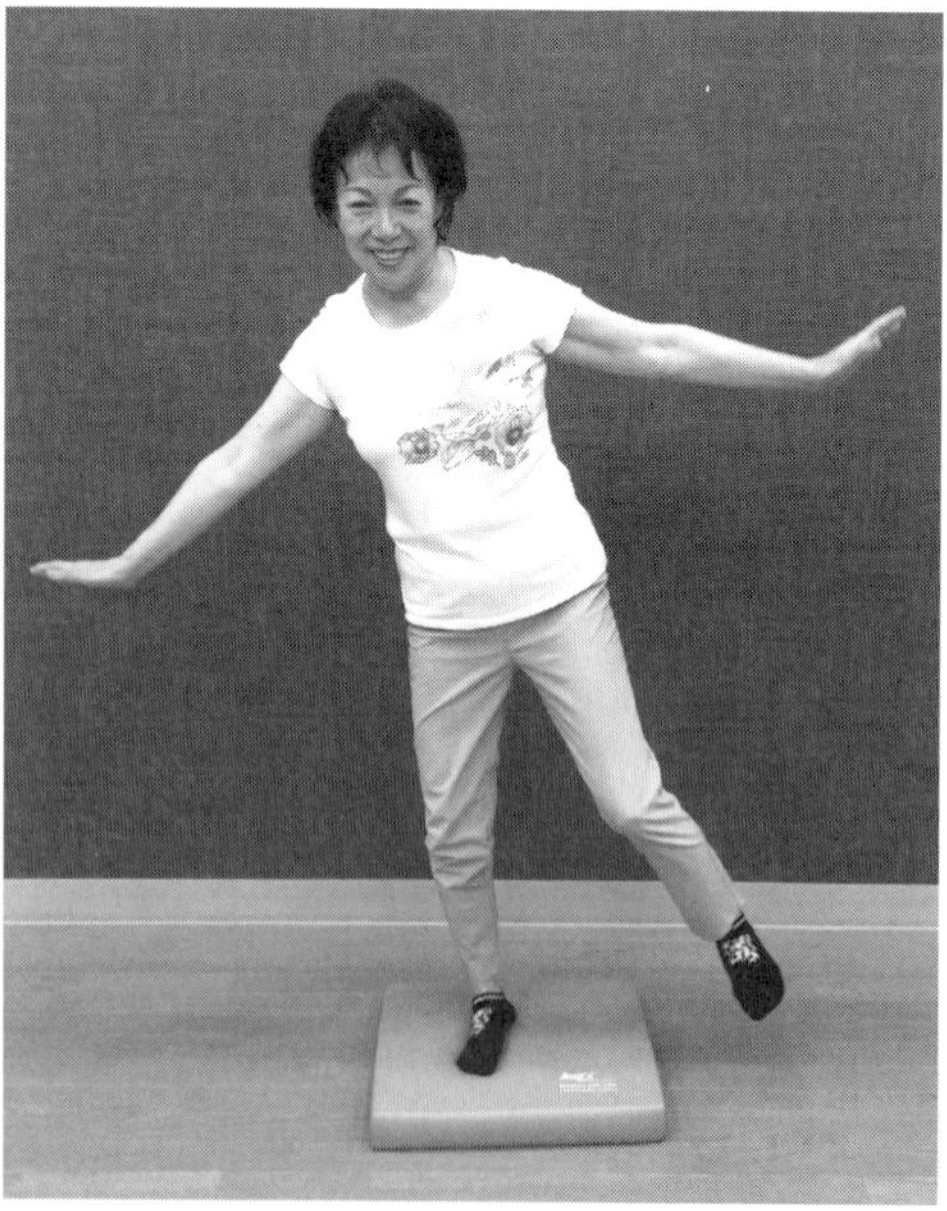

AIREX バランスパット。

した。また、コアへの刺激として必要な、不安定な感覚を立位では感じることができました。サイズが五〇センチ×四一センチと小さいので、このパッドを二枚並べて、仰向けに休んで重心を低くしてみました。しかし、仰向けで休んだ状態では、立位で感じたほどの不安定さを感じられず、コアへの刺激も感じることはできませんでした。思うようにはいかないと、半ば諦《あきら》めの気持ちが生まれていました。

試行錯誤を繰り返しさまざまなものを試しているうちに、どんどん腰痛は悪化していきました。そんななか、たまたま友人の家で、庭のプール際に置いてある細長い遊具に目が留まりました。子供が体に巻きつけたりしてプールのなかで遊ぶもので、手に取ってみると、スポンジではないけれども、クッション性のあることがわかりました。これはもしかしたら使えるかもと思い、もう夏も終わりなので、入手困難な貴重な一本を譲っていただきました。

この遊具は、通称プールヌードルというもので、直径は五センチほど、長さが一二〇センチほどで、本当にヌードル（麺）のような感じでした。まず、この一本の長い遊具の上に、頭からお尻まで乗るようにして仰向けに休んでみました。細過ぎるのと、柔らかさで、完全に体の下で潰《つぶ》れてしまいました。柔らかいのですが、背骨に直接あたるような感じで違和感がありました。高さも低過ぎて、不安定さが全く感じられないのです。そこで、長さを半分に切り二列に並べてみました。そして、先ほどと同じようにこの上で仰向けに休んでみたのです。すると、胴の長さより短くなってしまい、ぎこちなさはありますが、手を上げたり、脚を上げたりする時に、あのピラティスのコアの刺激が少し感じられたのです。これだと思いました。同時に二列に並べることにより、背骨

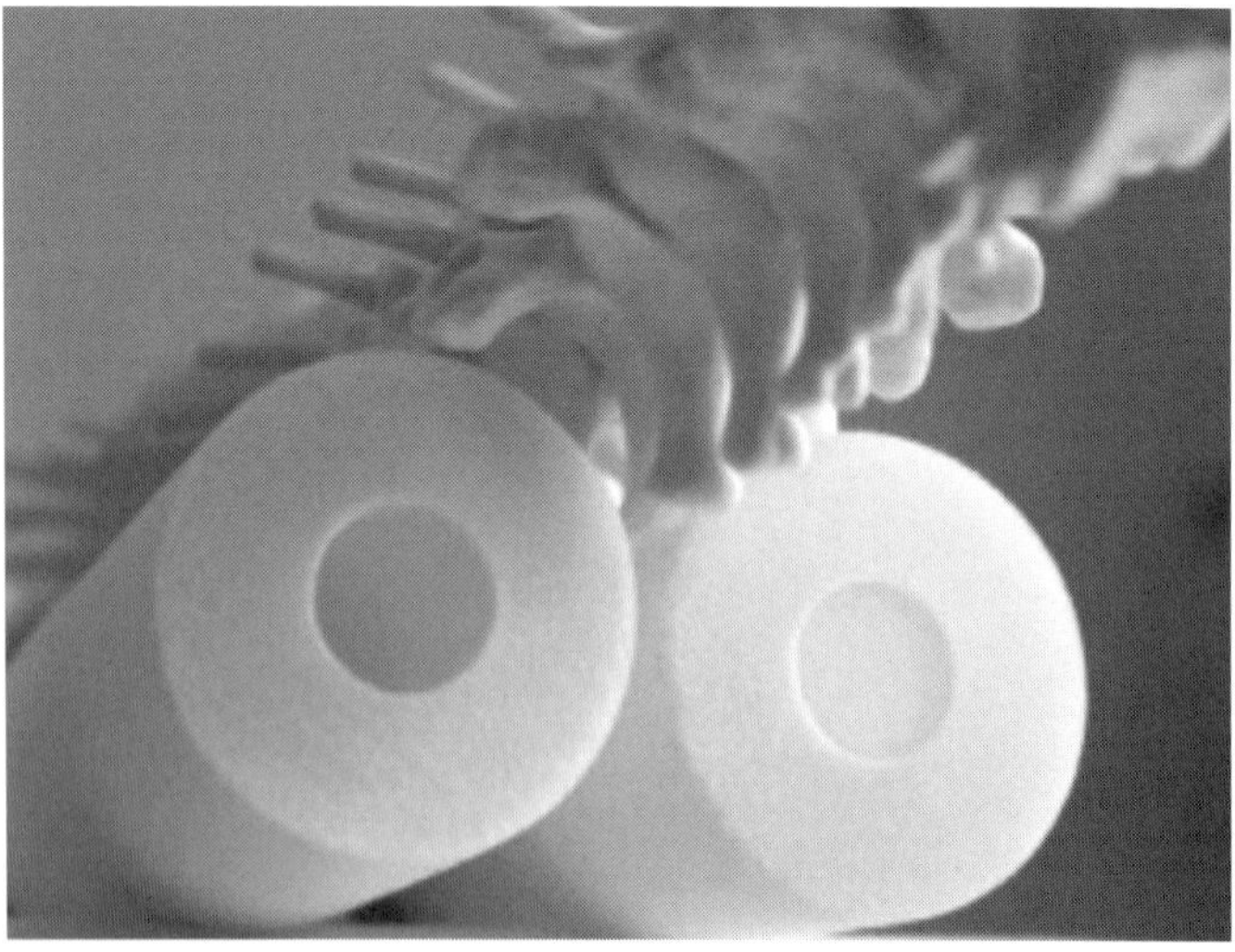

ヌードルを２列に並べることにより、背骨にフィットする。

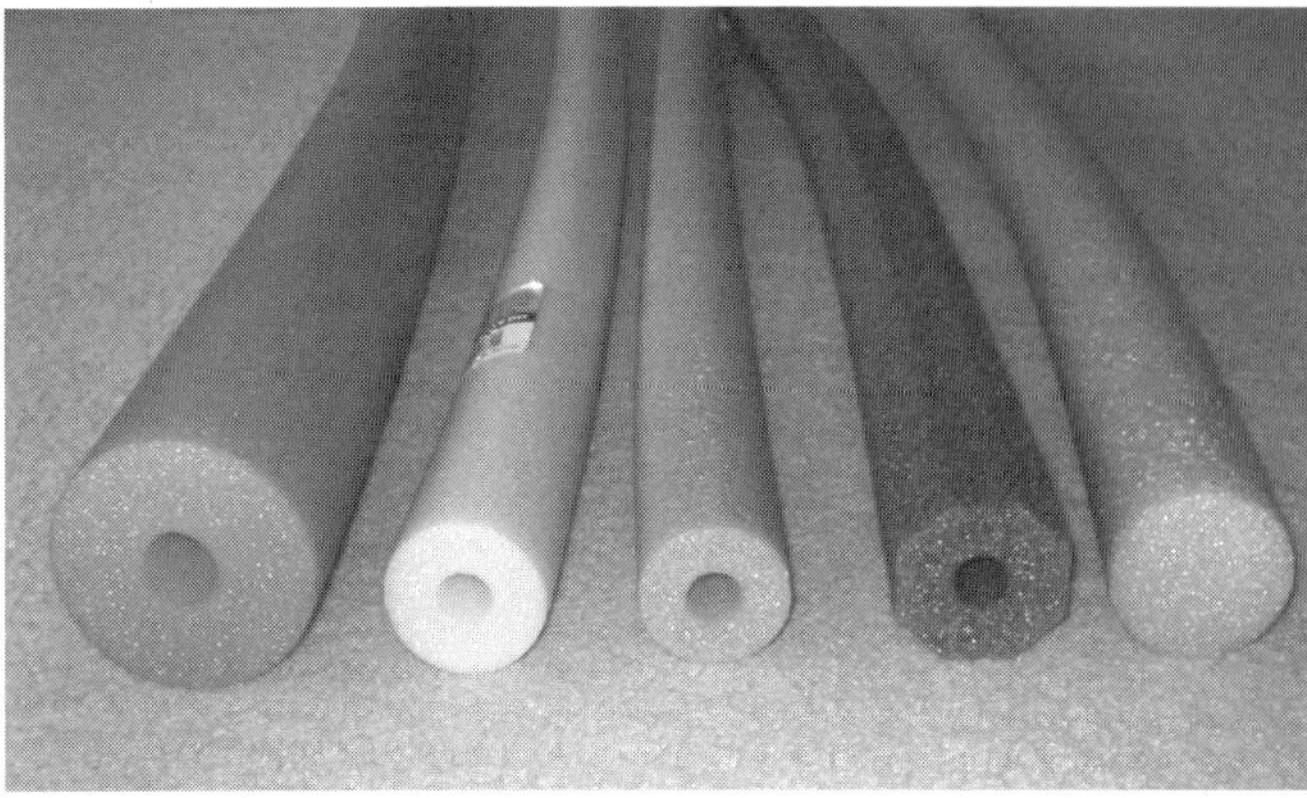
さまざまな種類のプールヌードル。

に直接あたる違和感がなくなりました。背骨の背部には棘突起（背骨を触るとポコポコと出ているところ）というものがありますが、これを両側から二本で挟むような形となり、仰向けで休みながら背骨を支えられるのです。

その後、ロサンゼルスから遠くはアリゾナ州のフェニックスまで、さまざまなタイプのプールヌードルを買い求めました。その結果、太いもの、細いもの、素材の違うもの、穴の空いているものなどさまざまなものを集めることができました。そのなかで、太過ぎると安定感が増し、コアの刺激が感じられないこと、そして、細過ぎると、コアの刺激は感じられるが、ヌードル本体の形状を維持できないことなどの難点に気づきました。そして、六センチくらいの直径で中心に空洞があるものが、微妙な不安定性があり、その上に仰向けに休んで、手足を上げたり下ろしたりすると、コアへの刺激が強くなることがわかりました。これが、試行錯誤を繰り返して生まれた、「コアヌードル」のオリジンでした。この原始コアヌードルを使い、コアのトレーニングを重ね、私は再び腰痛から回復することができたのです。

「コアヌードル」の誕生と、誕生から得たもの

腰痛緩和のトレーニングを指導している知り合いに、試しにプールヌードルを二本並べたものを使用してもらったところ、とても好評でした。そんなことも自信となり、私のように腰痛で困っている多くの人たちにぜひ使ってもらいたいと思いました。

しかし、原始コアヌードルには、すぐにひしゃげてしまうという致命的な問題がありました。もともと水に浮かせて遊ぶものなので、気泡が大きく復元性に欠け、

三日もその上でトレーニングすると、平らになり使えなくなりました。アメリカでは一本三百円ほどでしたが、一か月も使おうとするとなかなかの買い替えコストです。しかしそれ以上に大きな問題がありました。プールで子供たちが遊ぶためのものでしたから、季節商品であり、夏以外の入手はかなり困難だったのです。

そこで、専用のものをつくれないかと考えはじめたのです。まずは、特許を取得したほうが良いと勧められ、特許事務所には頼らず自分で申請を試みました。しかし、文章力がなかったためか、うまく特許庁にコアヌードルの新規性を伝えられず、残念ながら実用新案での登録に落ち着くことになりました。

次に、コアヌードルの製作を実現するには、どうはじめるかということになりました。どこかの企業に属しているわけでもない一個人が、こんなものをつくりたいと言っても、まず不可能なことです。製作ロット数、資金と、問題は山積していました。その頃は起業していませんでしたから、信用と実績が全くなかったわけです。諦めなければいけないかと半ば思いはじめた頃、助けてもらったのが、元日本バレーボール協会会長の中野泰三郎《なかのたいざぶろう》さんと公認会計士の井原実《いはらみのる》さんでした。このお二人のご尽力で、コアヌードルの試作品製作にようやく漕《こ》ぎつけることができたのです。

プールヌードルでの実験で、直径はおよそ六センチくらいと想定していましたが、最適な柔らかさと太さがなかなか決まりませんでした。柔らかいものは背骨にうまく沿うのは良いのですが、ひしゃげやすく耐久性がない。耐久性を重視すると硬くなる。柔らかさと耐久性という二つの条件を可能な限り引き上げ、そのうえでうまく交わるポイントを見つけることに時間が掛かりました。当時は、日本に来るたびに製作会社と打ち合わせを重ね、試作品を幾度となくつくり直してもらい、最初の試作品から完成まで一年近く掛かってしまいました。現在のコアヌードルは、専用の原料の配合と発泡倍率になっていますので、プールヌードルのようにすぐにひしゃげてしまうことはありません。二〇〇四年の終わり頃に、ようやく「コアヌードル」が完成しました。

「コアヌードル」という名称は、私のアメリカ人の友人が名付け親です。二〇〇〇年のはじめ頃は、まだ「コア」という言葉が日本では市民権を得ていませんでしたが、私の腰痛緩和ツールには、「コア」という言葉が絶対に必要と思っていました。「ヌードル」というと、誰しも「カップヌードル」という麺類を想像されると思いますが、私の友人曰く、「ヌードル」とは長くて柔らかいものを指すということでした。そこで、硬い素材ではないことを表すために「コアヌードル」という名前に決めました。余談ですが、ほかの名称候補に「しんぼう（芯棒）」というものもありました。コアヌードル上で落ちないように静止する動作と「辛抱」するという言葉を掛けてのものでした。腰痛緩和には、力を抜くということが最初のステップになるので、「しんぼう（芯棒）」では、力が入ってしまうような気がして不採用としました。

コアヌードルの完成までには、これまでの私の人生とは全く異なる、一個人では経験できないようなことがたくさんありました。工場で門前払いされたこと、ビジネス用語を全く知らな

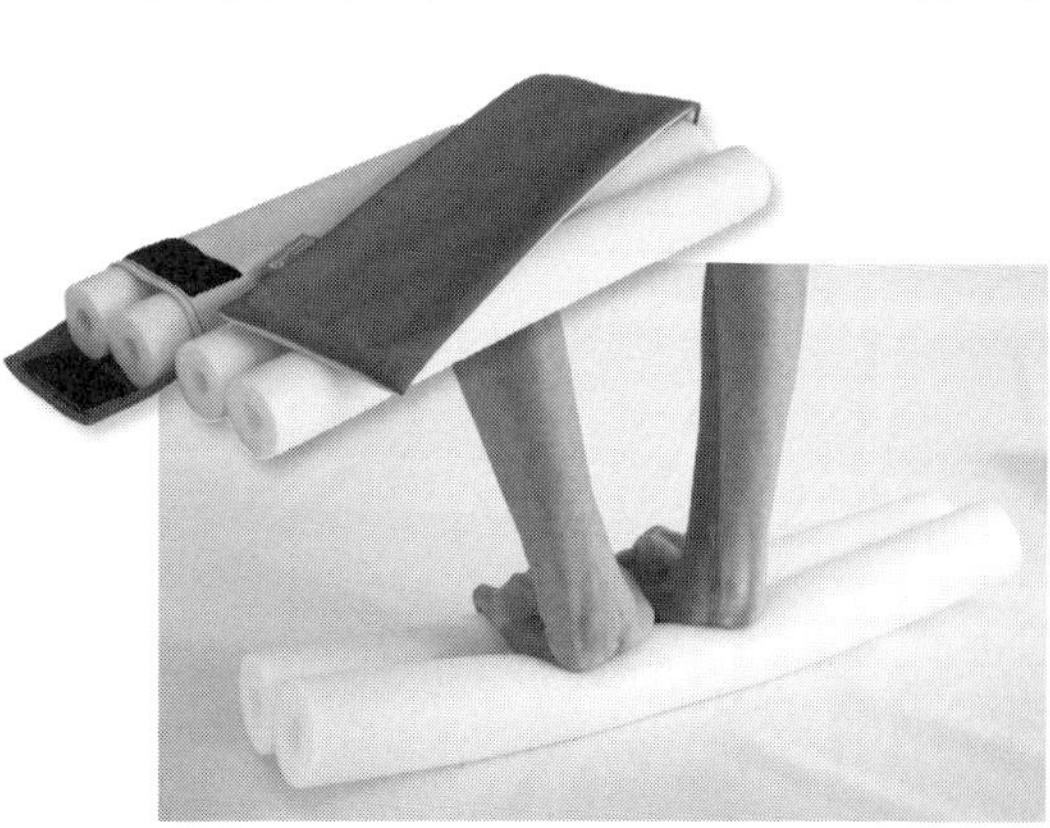

現在の「コアヌードル」。
最適な耐久性と柔らかさを実現。

かったこと、銀行で法人口座を開設した時のこと、等々。苦労したことが多かったように思いますが、それよりも、「ものづくり」の面白さを体験できたことが何事にも代えがたい貴重な経験でした。

ロマージュは私の会社名です。もちろんコアヌードルを販売していますが、「こんなもの創ってみたい」とか、「こんなことやってみたい」という人たちのロマンを一緒に実現したくて起業しました。これまでに培った知識とネットワークで、何かをはじめたいと思っている人たちの道案内になりたいと思って活動しています。

第六章

腰再生プログラム五つのステップ

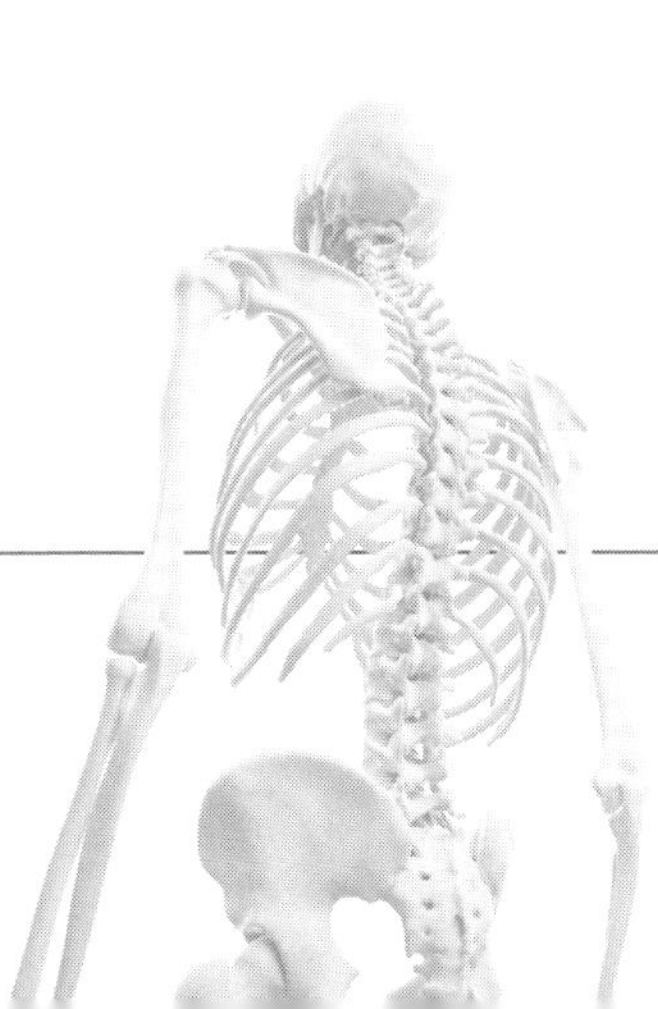

レッドフラッグを見極める

かなり乱暴ですが、腰痛は大きく分けて二種類だと考えています。「えー？　腰痛ってそんな簡単じゃない」と思われるかもしれません。じつは、腰痛では医師が診断を下せる疾病はたったの一五％しかなく、残りの八五％は原因を見つけることができていないともいわれています*。ほとんどが原因がわからないのであれば、それに対応する運動処方を考えることもあまり現実的ではありません。脊柱管狭窄症は、医師が診断できる数少ない疾病の一つで、前述の通り診断基準のガイドラインもあります（→P82）。しかし、その原因となれば、高齢になるほど、多くの要因が絡み合い複雑になっていることが多いのです。そこで、より多くの方が安全にプログラムに取り組めるように、二種類に大別することにしています。

二種類のうちの、一つは急性で、動作が伴わなくても激痛がある場合です。これには、大動脈解離のような命にかかわるケースもあり、すぐさま医師の診断を受ける必要があります。作家の司馬遼太郎さんは、腰近くの違和感や痛みをずっと腰痛を患っていると思われていたそうです。じつは腹部大動脈瘤《だいどうみゃくりゅう》が徐々に大きくなり、神経を圧迫して坐骨神経痛を起こしていたのです。ある日突然、その腹部大動脈瘤が破裂して帰らぬ人となられたことは、多くの方の知るところと思います。

このように医師の診断が必要な状態を「レッドフラッグ」と考えています。レッドフラッグのなかで特に重大なものは、悪性腫瘍《しゅよう》、脊椎感染症、骨折、解離性大動脈瘤《かいりせいだいどうみゃくりゅう》、強直性脊椎炎《きょうちょくせいせきついえん》、馬尾症候群《ばびしょうこうぐん》などです。これらは生命にかかわる重大な疾病であることが多く、その一つの症状として「腰痛」が現れることがあります。患者数としては、腰痛全体の五％以内といわれています。万が一があるので、「レッドフラッグの見極め方」（↓P118）を参考に自己診断してみてください。怪しいと思われる場合は、すぐさま医師の診断を受けることを強くお勧めします。レッドフラッグのうち、腫瘍、感染、外傷による急性のものは、もちろん運動処方の対象ではありません。

もう一つは、慢性です。脊柱管狭窄症は、慢性腰痛と考えています。慢性の腰痛は、症状が四週間以上続いているものを指しています。慢性の腰痛でも、命にかかわる重大な疾病が隠されているレッドフラッグであるかもしれないので、医師の診断が必要かどうかを、「聞き取り」と「動作スクリーニング」の結果とともに判断していきます。「聞き取り」や「動作スクリーニング」は、腰痛を長引かせないための重要なプロセスとなります。判断が難しい場合は、できるだけ医師の診察を受けるように勧めます。これにより、クライアント自身も自分の現在の状態をきちんと確認できるのです。初期症状から四週間〜三か月を過ぎてしまうと、本当に腰痛からの離脱は難しくなってしまいます。本来の病理学的、整形外科的な疾患よりも、心理的な問題が大きく関係してしまうからです。もう腰痛は治らない、また腰痛がひどくなるかもしれないという気持ちが次第にふくらんでしまうからです。

運動の指導者によっては、運動処方をそれぞれの疾患ごとに捉えようとしがちです。たとえば脊柱管狭窄症には、脊柱管狭窄症用の運動処方ということです。しかし、慢性の腰痛の要因は一つでないことがほとんどです。決して単純ではなく、整形外科的な要因も複数絡み合い、そのうえ精神的な問題、環境的な問題にも起因しますす。このことからも、××用エクササイズとすることはとても難しいことなのです。今日の慢性腰痛は精神的なものも起因しているといわれています。

脊柱管狭窄症では、発症するまでに、すでにさまざまな腰痛を経験されていることが多いようです。三十代に椎間板ヘルニアと診断されたことがあるクライアントが、ずっとそう思い込まれていて、七十歳を過ぎても、自分は椎間板ヘルニアですとおっしゃっていました。しかし、実際には椎間症や脊柱管狭窄症を起こしている可能性もあるのです。このような疑わしい状態のクライアントにも、まずはレッドフラッグかどうかを見極めるため医師の診断をお勧めしています。

レッドフラッグを見極めることは、症状をさらに複雑にさせないためにとても重要となります。症状が悪化してしまうと、複雑に絡み合った要因を一つひとつ紐解く必要があるので、長期のトレーニングが必要になります。

レッドフラッグの見極め方は次ページのチャートを参照してください。

＊出典：荒木秀明　著『非特異的腰痛の運動療法』（医学書院、二〇一四年）。資料により数値が異なる場合がある。

●レッドフラッグの見極め方

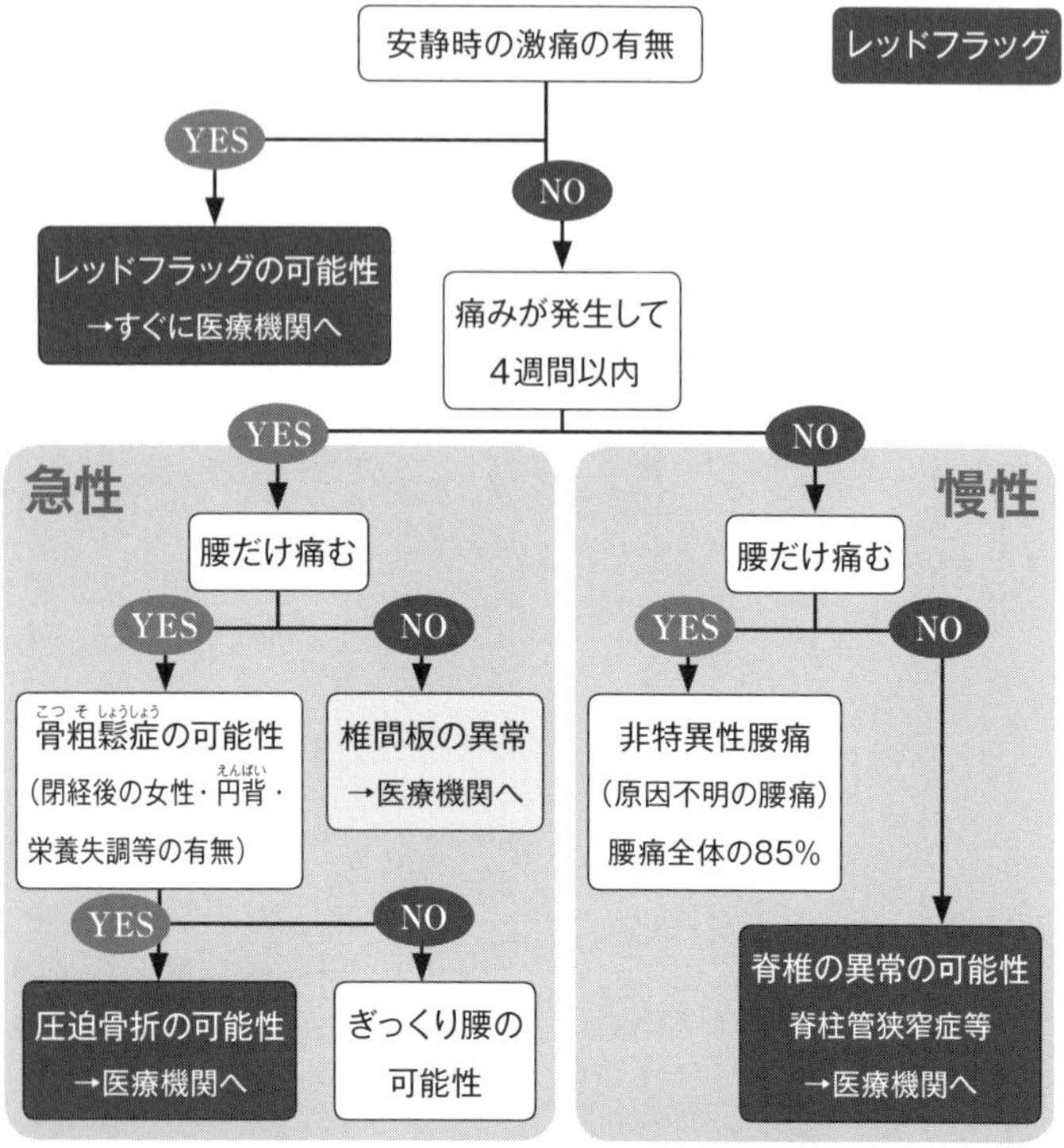

レッドフラッグ（医師の診断が必要な疾病）	
腫瘍	原発性・転移性脊椎腫瘍
感染	化膿性脊椎炎、脊椎カリエスなど
外傷	椎体骨折など
内臓疾患	十二指腸潰瘍《かいよう》、膵炎《すいえん》など
血管の病気	解離性大動脈瘤など
その他神経症状を伴う腰椎疾患	腰椎椎間板ヘルニア、腰部脊柱管狭窄症、脊椎すべり症など

レッドフラッグを見極めるポイント	
別の疾患に伴う腰痛	進行性の絶え間ない痛み（姿勢を変えても痛みが緩和しない）
	胸部痛、背部痛
	悪性腫瘍の病歴
	長期間にわたる副腎皮質ホルモン（ステロイド剤）の使用歴
	非合法薬物の使用、免疫抑制剤の使用、HIV 陽性
	高熱、発熱が続く
	全般的な体調不良
	原因不明の体重減少
整形外科的腰痛	最近の外傷歴：高所から転落、交通事故など
	広範囲に広がる神経症状（馬尾症候群を含む）
	背骨の構造的な変形
	発症年齢：20 歳未満、もしくは 55 歳超
	運動動作（前後屈、つま先／かかと上げ）が痛みやしびれで困難

※別の疾患に伴う腰痛の欄で該当する項目がある場合は、医療機関の受診を急ぐ

まずは腹式呼吸から

腰痛を起こすと、なかなか体の力を抜くことができません。それは、新たな損傷を起こしたくないという体の防衛本能が、脳からの指令で痛みのある箇所をギプス（筋肉の緊張）で固めたようにして守ろうとするからです。しかし、この状態をそのまま放置しておくと、もともと痛めた箇所は治癒しているにもかかわらず、ギプスがそのまま残ってしまい、いざ動かそうとすると、細かい筋や腱の損傷を起こし、新たな痛みと

なってしまうのです。慢性腰痛の多くの方が、この負の連鎖をぐるぐる回って抜け出せなくなっています。そこには、「もう治らない」「いつも痛い」などという精神的な要因も絡まり、負の連鎖が増幅してしまいます。

この負の連鎖を断ち切るための第一歩は、「力を抜く」ことです。さまざまなストレッチがありますが、力が抜けていないと、効果が半減してしまいます。どのような素晴らしい運動方法でも、力が抜けないとまた新たな痛みを生み出してしまいます。

そのために腰再生プログラムでは、まず呼吸法から入ります。主に腹式呼吸を行いますが、胸式呼吸を座位や立位で行う場合もあります。腹式呼吸を行う狙いは三つあります。一つ目は腹横筋をメインとするインナーマッスルを有効化することです。特に腹横筋は、腹腔圧を高めることで不安定な背骨を支えるので重要になります。慢性腰痛の方は、腹横筋の収縮がうまくできないことが多いのです。二つ目は体じゅうに酸素を多く取り入れて血液の循環を高めることです。酸素を体じゅうに巡らせることにより、筋の緊張を緩めることができます。そして、三つ目はリラクゼーションを兼ねて、全身の力を抜くことです。どうしても取り除けない筋の緊張を、副交感神経を高めることにより、緩和させることを目的としています。セロトニン研究の第一人者である現・東邦大学医学部名誉教授有《あり》田《た》秀《ひで》穂《ほ》先生によると、腹式呼吸により、脳で痛みを感じる痛覚の抑制機能があるセロトニンが多く分泌されるというエビデンスもあります。

　腰再生プログラムの最初は、この腹式呼吸からはじまりますので、「次回までの宿題として、腹式呼吸を何万回と行ってください」とお伝えします。皆さんびっくりされますが、何万回の意味は、気づけばいつでもとい

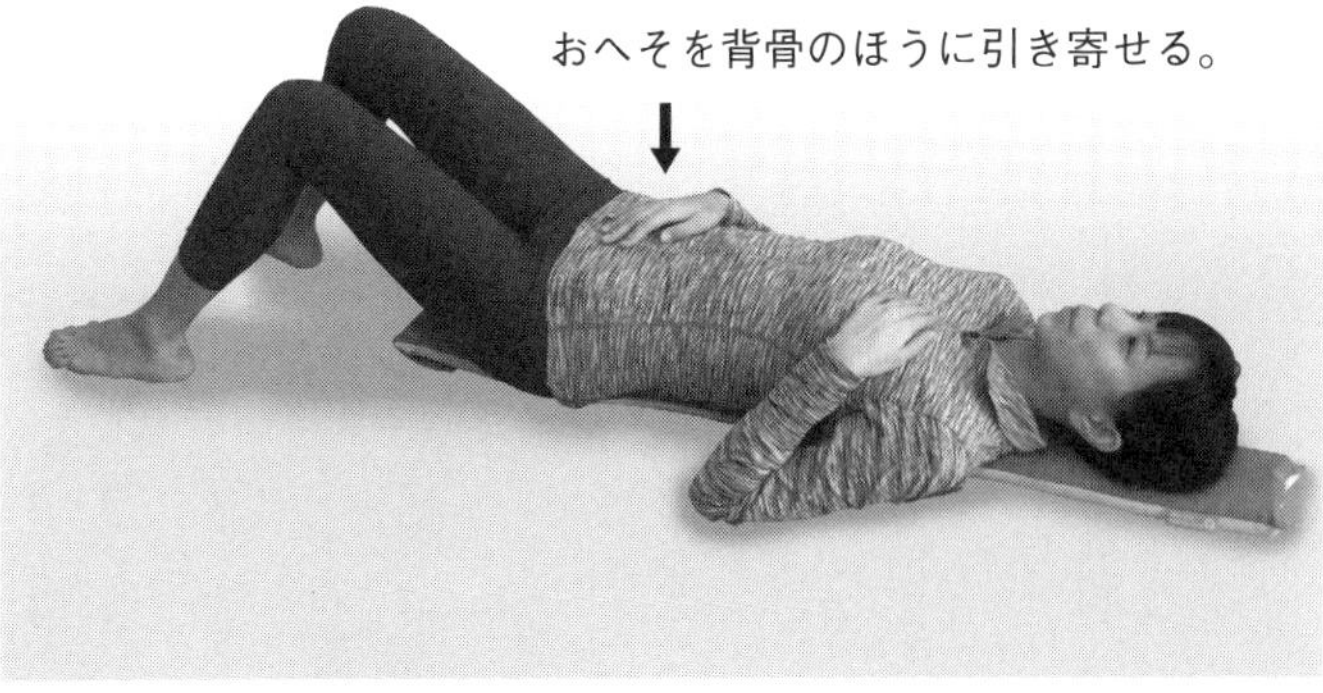

腹式呼吸からの腹横筋の収縮。

うことであり、腹横筋の有効化にはそれだけ時間が掛かるからです。この宿題は、腰再生プログラムの入学試験のようなものです。「忙しいから」という「できない言い訳」が多いことが、腰痛と向き合うにあたっての最大の敵です。自分で治すという取り組みができるかを試させてもらうことにもなります。実際に、この宿題を実践した方々は、その後の再生プログラムを続けることができ、腰痛から卒業されています。

いよいよ本格的な腰再生プログラムへ

腰再生プログラムは、不安定な背骨から起きる慢性腰痛に、とても有効な手段です。背骨をしっかりと安定させることで、本来の機能的で健康な腰を取り戻すことを目的としています。そして、腰痛の緩和や予防を超え、腰そのものを根本的に再生することを目指しています。

・腰部脊柱管狭窄症
・腰椎椎間板ヘルニア
・腰椎不安定症
・腰部椎間板症
・変形性脊椎症
・腰椎変性すべり症
・腰椎分離すべり症
・腰椎椎間関節症

これらの多くは、不安定になってしまった背骨に起因しています。症状はさまざまですが、いずれの疾患でも、共通の課題である背骨を安定させることを第一とし、これから紹介する五つの段階を一つひとつ進むことにより、腰の再生を促します。

実際のエクササイズの方法は巻末の附録を参照ください。

ステップ1　寝て整える「背骨の生理弯曲《わんきょく》」

腰再生の第一歩は、体の力を抜くことです。腹式呼吸とともに、リラックスした状態で背骨の自然な生理弯曲（S字カーブ）を体に覚えさせることからはじめます。

まず、小中学校の理科室にあった骸骨《がいこつ》の模型を想像してみてください。骸骨の模型は大抵なんらかの支柱からぶら下がっています。あの骸骨は筋肉の緊張がない状態なので、力が抜けている状態ですが、骸骨の背骨には自然に弯曲があることに気づきます。「生理弯曲」とは、ヒトが二足歩行になった時に、重たい頭を支えるため、また歩行時などに生じる地面からの衝撃を吸収するための、背骨のS字カーブのことです。直立して二足歩行で生活をしているヒトにとって、このS字カーブは大切な役割を担います。成人で約五キロもある頭を支える筋肉の負担をサスペンションのような役割で分散しているのです。

もし、S字カーブが崩れる姿勢を長くとり続けると、元の自然なS字弯曲に戻らなくなってしまいます。そうなると、重力の分散がうまくいかず、体のどこかに負担が偏《かたよ》るようになります。Ｓ字カーブの崩れで、弯曲が大きくなると、猫背やお腹を前に突き出した姿勢になります。この姿勢は、腰椎が前弯し、骨盤が前傾する（腰を反る）ので、脊柱管狭窄症では禁忌事項なのです。逆に弯曲が小さくなると、日本人のように床に腰を下ろす習慣のある民族に多い、フラットバックとよばれる姿勢になります。この時、腰椎は後弯し、骨盤は後傾する（背中を丸める）ことになります。電車で座っている人たちに多い光景で、椎間板ヘルニアを起こしやすい姿勢となります。いずれにおいても、背骨のサスペンションの役割が弱くなり、筋肉への負担が増えてしまいます。その負担がどんどん大きくなることにより、さまざまな悪い症状が体に出てくるので、自然な生理弯曲を取り戻すことがとても大切になってくるわけです。

腰再生プログラムでは、はじめに姿勢の写真を撮ります。これは、自身の姿勢を視覚的に認識してもらう目的で行っています。ほとんどの人は、自分の姿勢が悪いと感じてはいますが、どうなっているかをきちんと把握していません。正確さという点では、姿勢の写真はレントゲンやＭＲＩに劣りますが、立位や座位での本人のくせを大まかに把握することができるメリットがあります。時には、姿勢の写真のほうがレントゲンやMRIよりも、腰痛の原因を掴みやすいこともあります。画像検査では異常なしとされる場合でも、腰の痛みや脚へのしびれがあるケースがよくあります。それは、画像検査では横になった状態で撮影されることがほとんどで、立位や歩行時に痛みがある人の原因究明とはならないからです。最近では立位のレントゲン写真を撮る医療施設も増えてきていますが、まだまだ横になった状態での撮影が多いですから、立位で腰に痛みやしびれが生じる人の問題解明につながらないようです。

　これまで、腰痛を起こしている人たちの姿勢の写真をたくさん撮影しましたが、教科書で見られるような理想の姿勢の方はまずおられません。イラストのように側面からの理想の姿勢では、美しい生理弯曲が見られます。

「耳たぶ→肩の中心→体幹の中心→大腿骨《だいたいこつ》大転子《だいてんし》→膝蓋骨《しつがいこつ》の側面→くるぶしの前面」このラインは特に重要で、このラインから大きく外れていると腰や首に問題を起こしています。それぞれのポイントがライン近くを通っていると、肩や腰への負

●理想の姿勢

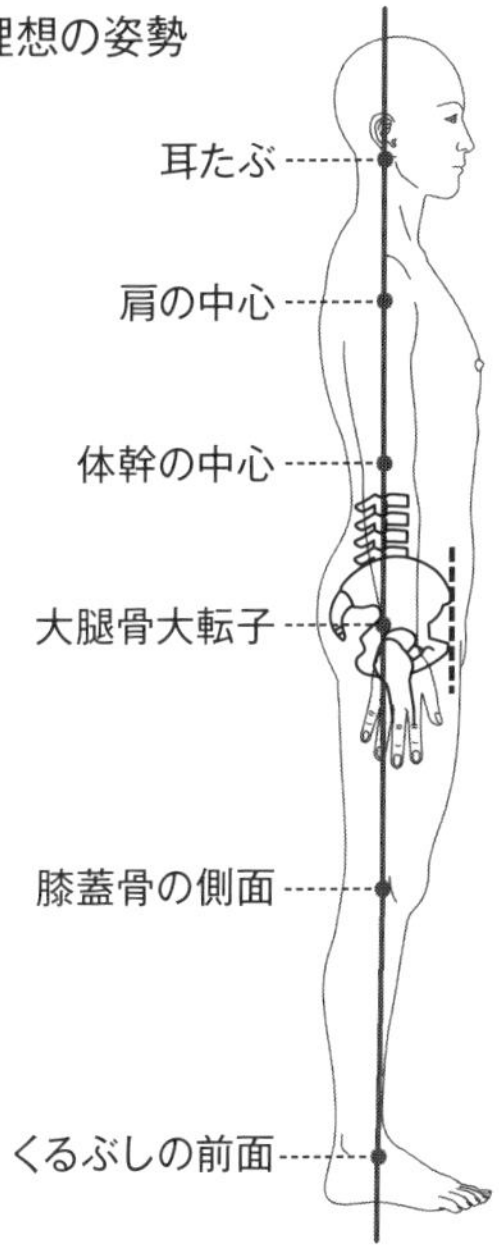

耳たぶ－肩の中心－体幹の中心－大腿骨大転子－膝蓋骨の側面－くるぶしの前面が一直線上に並ぶ。身体に無理な力が掛からない姿勢。

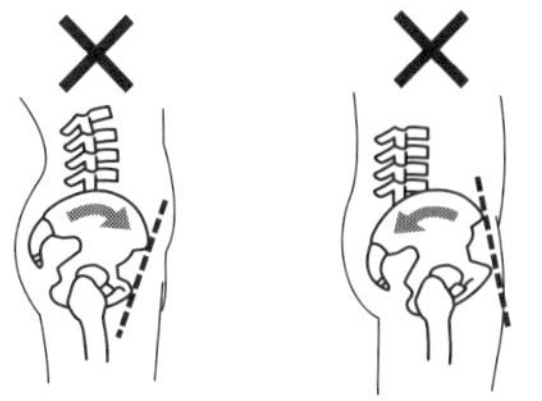

骨盤が前傾　　骨盤が後傾

骨盤は、前傾も後傾もさせず、ニュートラルの位置に保つのが理想。

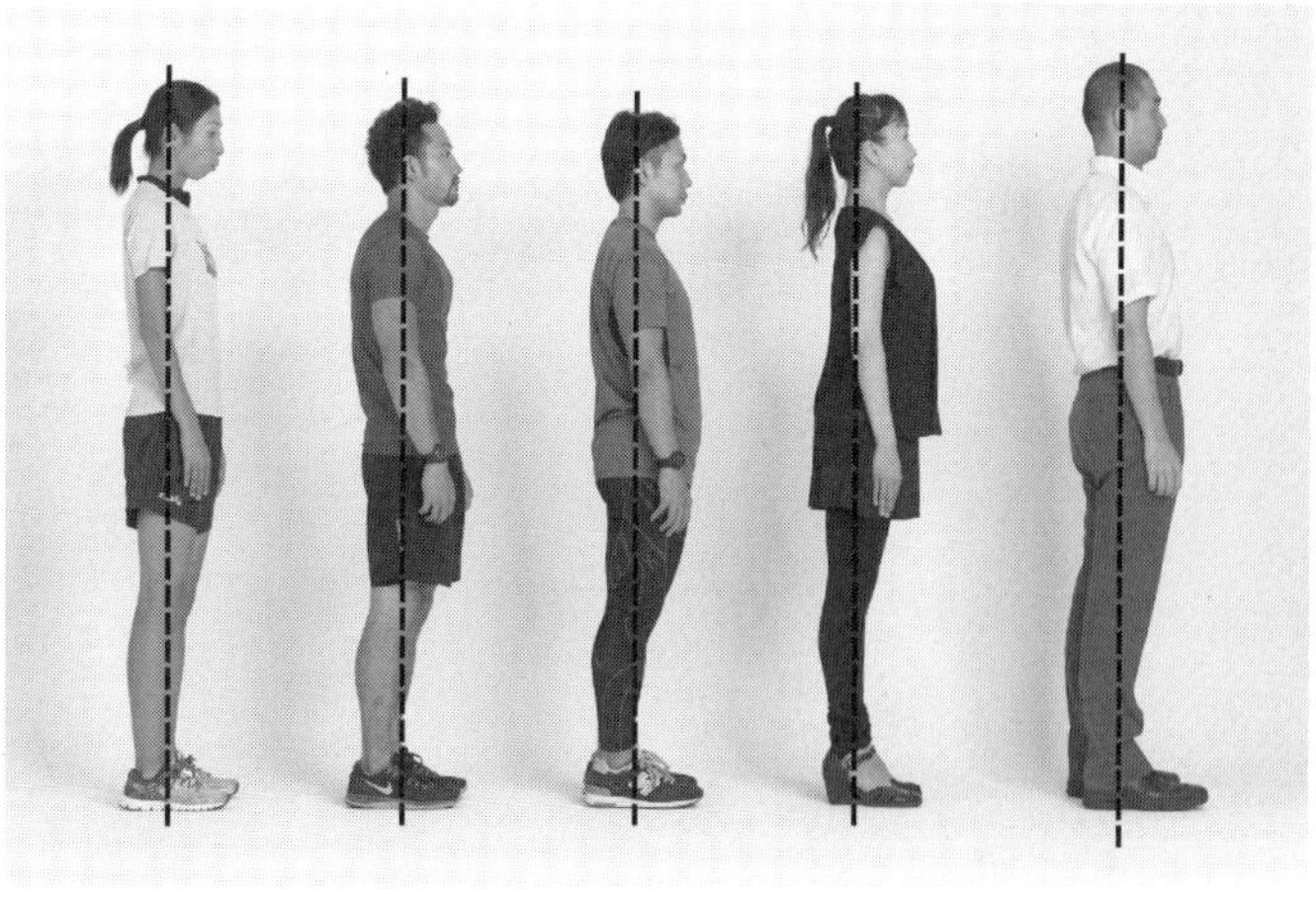

このなかにも、上のイラストのような理想の姿勢の人はいない。

担がとても少なくなるので、この位置を認識することが大切になります。ただ、急性期の痛みを持つ人は、痛みを回避するために崩れた姿勢をとることもあるので、無理にラインに沿わせないように留意する必要があります。

ステップ2　背骨を支える筋肉を、スイッチONに

どの腰痛も完治させることは簡単ではありません。たとえ手術を行っても再発する可能性が高いのです。その理由の一つに、背骨を支えている中間層の多裂筋、腹横筋の筋萎縮《きんいしゅく》がそのままであることが考えられます。腰痛を起こすと、中間層の筋肉に筋委縮がはじまり、背骨を支える力が急激に弱まってしまいます。そのため、これらの萎縮した筋肉の再教育なしでは、腰痛を繰り返してしまいがちです。痛みが落ち着いたからといって、決して腰痛前の状態に戻ったわけではありません。

「痛みが落ち着いた」≠「腰痛前の状態に回復した」

元の状態に戻すには、まだ、多裂筋と腹横筋を回復させる工程、及びステップ4

の背骨のＧＰＳセンサーを機能回復させる工程が残っています。

腹横筋の重要性は、コアスタビライゼーションの章ですでに紹介しました。もう一つの多裂筋についてですが、俗っぽい表現だと「厄介《やっかい》もの」とも言えます。それは、多裂筋は一度なんらかの原因で腰痛を起こすと、脳からの神経伝達が悪くなり、二十四時間以内に筋の萎縮を起こしてしまうからです。筋電図を使用した実験で、腰痛を起こすとほかの背筋群にも筋萎縮が起きていることがわかっています。ただし、脊柱起立筋などの多裂筋以外の背部の筋肉では、損傷部分をそれ以上損傷させないための筋硬直や、筋肉を使わないことによって徐々に起こる筋萎縮が発生します。それに対し多裂筋では、損傷した直後から神経伝達がシャットダウンされ、それによって筋萎縮がはじまると考えられています。この筋委縮は反射抑制（Reflex Inhibition）によるものです。反射抑制という言葉は、ステップ2だけでなく、ステップ3でも登場します。

この多裂筋のシャットダウンを理解するには、まず、反射（Reflex）に関して理解する必要があります。反射は、腱に多く分布する感覚器であるゴルジ腱器官と、筋腹部分（中央の膨らんだ部分）の筋紡錘《きんぼうすい》によって起こる筋神経系伝達の一つです。ゴルジ腱器官は腱の張力を監視し、筋紡錘は筋腹部分の伸長具合を監視する役割があります。わかりやすい例ですと、二〇キロの重りを肘《ひじ》を伸ばした状態で持ち続けると、もしゴルジ腱器官や筋紡錘がなければ、肘は二〇キロの重さにいつか負けて伸びきってしまい、肘を傷めてしまいます。しかし、ゴルジ腱器官や筋紡錘は、二〇キロの重さに負けないように、拮抗筋《きっこうきん》である上腕《じょうわん》二頭筋《にとうきん》を収縮させます。これは、過度なストレスから体を守るための自然なメカニズムなのです。ゴルジ腱器官と筋紡錘は、ステップ４の「背骨のＧＰＳセンサーの機能回復」でも登場します。

　それでは反射抑制について説明します。腰痛によって起こる炎症や痛み、腫れによって、ゴルジ腱器官は、腱や筋に異常なストレスが掛かっていると感知し脳に伝えます。この時にゴルジ腱器官へのストレスが大き過ぎると、体の防衛本能として多裂筋の筋収縮を抑制する信号が脳から送られます。こうして、この抑制により脳からの筋神経回路の遮断が起こってしまうのです。

　この多裂筋に起こる筋神経回路の遮断と似たことは、膝の損傷の場合にも起こります。膝の靭帯損傷で生じた腫れや痛み、または、安静にするための装具等を装着することにより、膝でも内側広筋《ないそくこうきん》に筋委縮が起こります。内側広筋は膝のスタビライザー（安定装置）ですから、この筋肉が委縮してしまうと膝は不安定となり、新たな膝の腫れや痛みを生み出します。いずれにしても、この遮断により、筋肉が収縮の仕方を忘れてしまいます。多裂筋は頸椎から仙骨まではさみ込むように背骨を最も近くで支えている筋肉であり、特に腰椎ではよりしっかりとした支えが必要になります。このため、筋神経回路で遮断された多裂筋をONにし、背骨を安定させなければ腰再生にはつながらないのです。

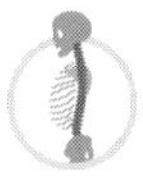

ステップ3　股関節と胸椎《きょうつい》を動きやすく

解剖学的に、腰椎は捻ることがほぼできず、後ろに反ることも得意ではありません。立位では、腰椎の上にある胸椎、下にある股関節で回旋と伸展の働きを担うと前述しました（→P87）。このことを、アメリカの運動指導のエキスパート、マイク・

ボイルとグレイ・クックが唱える「Mobility & Stability Alternating Pattern」の理論に照らし合わせると、とても興味深いことがわかります。それは、体の関節・部位はMobility（可動性）とStability（安定性）があり、それらが交互につながるパターンでは、円滑な動作が実現できると述べています。その交互のパターンに異常が起こると代償動作が起こり、その上下の部位で損傷が起きやすいとしています。特に、可動性か安定性かで、関節を区分けする考え方がシステマティックであると言えます。たとえば、可動性のあるべき足関節の動きが悪いと、その上の膝関節に痛みや損傷を起こすというものです。膝関節は安定性を持つべき部位ですが、足関節が十分動かないことにより、膝関節を無理に動かして問題を起こすのです。「膝を回しましょう」と言いますが、あの動作は、実のところ、股関節と足関節がぐるぐる動きやすいからできる動作なのです。膝は蝶番《ちょうつがい》関節ですから、大まかに言うと伸展と屈曲のみです。それに対して、股関節のようにボール&ソケットという動きやすい構造になっている関節があります。体の可動性のある関節の多くは、ボール&ソケットのような動きやすいつくりになっていて、この可動性のある部位と、安定

●体の関節・部位の安定性と可動性のパターン

部位	特性
手首	可動性
肘関節	安定性
肩関節	可動性
肩甲骨	安定性
胸椎	可動性
骨盤／仙骨／腰椎	安定性
股関節	可動性
膝関節	安定性
足関節	可動性
足	安定性

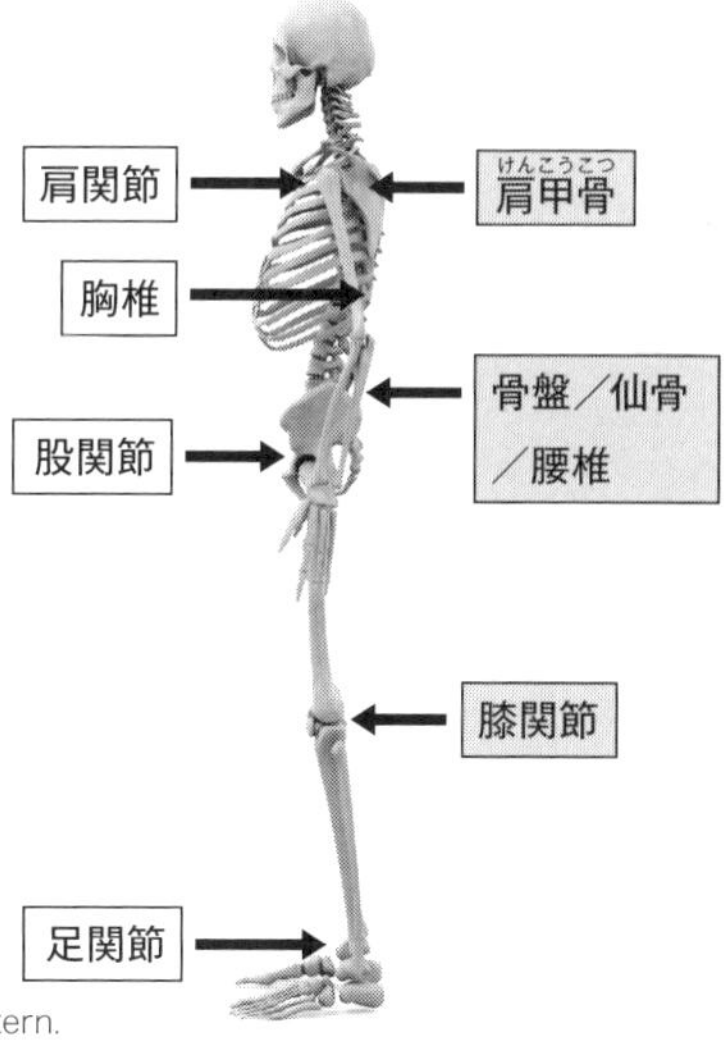

出典：Mike Boyle, and Grey Cock, Mobility & Stability Alternating Pattern.

性が必要な部位とが交互に配列されているのです。腰椎は上のチャートから見ると、やはり安定性のあるべき部位であることがわかります。腰椎の上下にある胸椎と股関節は可動性のあるべき部位ですから、これらの動きが悪いと、当然、腰椎を無理に動かさなければならなくなり、腰椎を不安定に導くわけです。胸椎と股関節の可動域を確保する大切さが納得できます。

もう一つ、股関節の可動性の大切さがわかることがあります。「Lower Crossed Syndrome（下位交差性症候群／骨盤交差症候群）」と言われるものです。ブラディミア・ヤンダによると、姿勢の崩れから筋肉のバランスが悪くなることで、動作パターンに異常が生じ、筋肉が長時間緊張した状態を続けます。結果、その緊張した筋肉の拮抗筋に反射抑制が起こり、弱体化する原因となることを指摘しています。その最も代表的なパターンが、股関節屈曲筋群と脊柱起立筋の緊張が強くなり、その拮抗筋である大殿筋《だいでんきん》と腹筋群が弱体化するというものです。これは、長時間の座る姿勢によって起こりやすくなります。この時、股関節屈曲筋群と脊柱起立筋の過剰な緊張は、骨盤を大きく前傾させ、腰椎の前弯を大きくします。その反射抑制で、大殿筋と腹筋群が弱体化してしまうのです。これにより、腰椎に伸展ストレスが掛かり、椎間関節症、脊椎分離症、脊椎すべり症の原因となるとしています。座る姿勢が長い生活では、腰椎への過度なストレスを軽減するために、股関節屈曲筋群の柔軟性を保つことは大事なことです。

ステップ4　背骨のGPSセンサーの機能回復

　このステップでは、脊柱管狭窄症をはじめとした腰痛で機能不全を起こしている背骨の空間知覚を再教育し、「繰り返し腰痛」から卒業することを目的としています。腰痛へのアプローチとして、「三次元空間での体の位置」を正しく体に認識させることが必要で、腰痛の根本的な改善や再発防止に不可欠です。「三次元空間での体の位置」を認識するために、視覚、聴覚などといった感覚器の一つである「固有受容器」というものが体にはあります。これは、体じゅうの筋肉や腱、皮膚、関節包、靭帯などに存在し、筋肉の伸張具合や関節の運動方向、力の大きさなどの情報を収集し脳に伝えます。この固有受容器の働きにより、脳は「三次元空間での体の位置」を認識することができるので、固有受容器の働きは空間知覚ともよばれています。覚えていますか？　ステップ2に登場したゴルジ腱器官と筋紡錘のことを。この固有受容器とは、ゴルジ腱器官と筋紡錘なのです。これらは、筋神経回路で大きな役割を担っています。

「三次元空間での体の位置」と言っても、理解しにくいかもしれません。たとえば、まず、目を開けた状態で文字を何か書いてもらいます。次に同じ文字を目を閉じて書いてもらいます。大抵の場合、目を開けた時も閉じた時もほぼ同じように書けます。これは、決して指が覚えているわけではありません。ペンを持つ指の関節、手首、肘、肩、そして、背骨まで、「書く」動作に関与する全ての関節にある固有受容器が、細かい筋肉や腱などの伸張具合の情報を脳に送り、空間での位置関係を目を閉じていても知らしめることができるからです。固有受容器は関節近くに多く存在します。「書く」という動作に関与する関節の数よりも、背骨の関節の方がはるかに多く、さらにその関節に付随する腱は数え切れないほど多いのです。すなわち、背骨にはものすごい数の固有受容器が備わっており、体のさまざまな細かい動きから生じる情報を脳に伝達しているというわけです。

私は、固有受容器を生まれながらに体に備わっている「GPSセンサー」のようなものと考えています。体のGPSセンサーのすごいところは、単に情報を脳に送って位置を認識するだけでなく、動作を自動調整し、危険なども回避するので、通常のＧＰＳよりも優れた機能を持っている点です。しかし、体のＧＰＳセンサーはとてもデリケートで、痛みや筋肉の短縮と関節拘縮《こうしゅく》（関節が固くなり、屈曲や伸展が困難になること）によって使われないでいると脳への伝達は難しく、いったん腰痛を起こすと、機能不全を起こし脳に情報を伝達しなくなります。また悪い姿勢が続くと、その姿勢を正しい位置と誤認してしまい、間違った動作を指示してしまうケースもあるのです。大抵の腰痛は一か月もすれば、何もしなくても自然治癒力で痛みが自然となくなっていきます。しかし、背骨のＧＰＳセンサーが機能不全のままでは、間違った動作を「正しい動作」と思い続け、動作を繰り返すので、腰痛を再発してしまうのです。

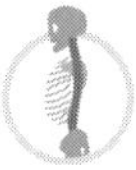

ステップ5　筋膜《きんまく》を整える

これまでの四つステップは、背骨が不安定になることで起きる問題にフォーカスしたものでした。ステップ5では、背骨そのものから起こる腰椎の疾患ではなく、その疾患とは遠位にある「筋膜」のよじれや歪みによる痛みに対してのアプローチとなります。前述で、医師が診断できる腰痛が一五％であり、それ以外の原因不明なものが八五％であると記しました。原因不明の八五％の腰痛には筋膜がかかわっていることが少なくないと、これまでの臨床から明らかになってきています。また、たとえ脊柱管狭窄症と診断されても、今起きている症状は、腰椎から離れた部位が原因で起きている可能性があります。

腰だけではなく、膝や肩などにも痛みがあり、左右どちらか片側に偏っていたりはしませんか？　痛みが左右交互の関節に規則正しく起こっているようなことはありませんか？　私自身、じつは痛みが全て左側にあります。左の頸椎、そうです。交通事故で麻痺した腕は左でした。すべり症の症状は左の腰からそのまま臀部、ハムストリングス、そして、ふくらはぎでした。そして、左の膝の変形性膝関節症と、全て左側に起こっているのです。首都大学東京健康福祉学部理学療法学科教授の竹《たけ》井《い》仁《ひとし》先生は、このような問題を抱えている人の過去の事故や怪我なども事細かく聞き取りされます。そこから、問題を起こしている筋膜のラインを導き出すというメソッドを実践されています。思い起こすと、私の問題のはじまりは、高校一年生の時に、バレーボールの合宿で転倒した時に起因しているのではないかと。そうです。あれは、左の後頭部でした。

単に腰だけに目を向けていては、腰の再生に辿《たど》り着けないことが多々あります。体になんらかのストレスが掛かることで、一見関係なさそうな腰にしわ寄せがくることがあります。痛みのある部位と、それを起こしている原因の部位が離れている時、筋膜の関連性も視野に入れます。筋膜で体全体が一つとしてつながっているためで、そのよじれやねじれを整えることが、腰再生をより進めることにもつながります。

この「筋膜」という言葉は最近耳にするようになりました。前述の竹井先生をはじめとし、多くの研究者や治療家、整形外科医も筋膜をリリースすることが「リンパや血液の循環の促進」「関節可動域の拡大」「姿勢改善」に効果的だとしています。筋膜は体の第二の骨格といわれ、実際に体を解剖すると、ボディースーツのように身体を覆い、個々の筋肉は筋膜によりつながっていることがわかります。もし、ボディースーツの一か所がよじれていればどうなるでしょうか。当然、そのボディースーツにつながっているどこかに、しわ寄せが起こります。これらを解消するには、その筋膜のよじれを取り除く必要があります。しかし、よじれを取り除く、筋膜リリースと称される手段は徒手的な療法が多く、自力で行うことを目的とした「腰再生プログラム」とは少し異なります。ここで言う「筋膜を整える」とは、単に腰だけではなく、筋膜の流れに沿った全身のケアを指しています。筋膜の流れは、トーマス・マイヤーズの著書『Anatomy Trains』にある筋膜経線になぞらえています。

腰に痛みが生じている時、最初に整える筋膜の流れは、足底の趾骨《しこつ》からはじまり、かかと、ふくらはぎ、ハムストリングス、腰部から胸頸部《きょうけいぶ》を通って後頭、そして最後に眉毛の上を終点とする前頭骨までのラインです。これは、直立した姿勢を維持するのに重要なラインなため、このライン上で凝《こ》り固まっている箇所を探り、その部位をゆっくりとストレッチすることになります。このラインを緩めることにより、腰痛、坐骨神経痛が軽減される場合は、問題はシンプルで、体の後ろ側のストレッチを欠かさず行います。

●腰痛で最初に整える筋膜のライン

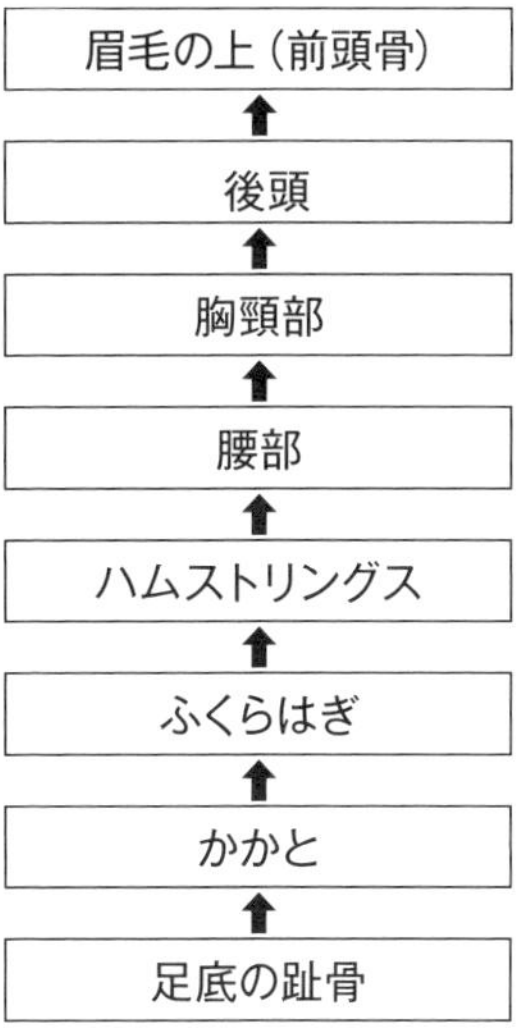

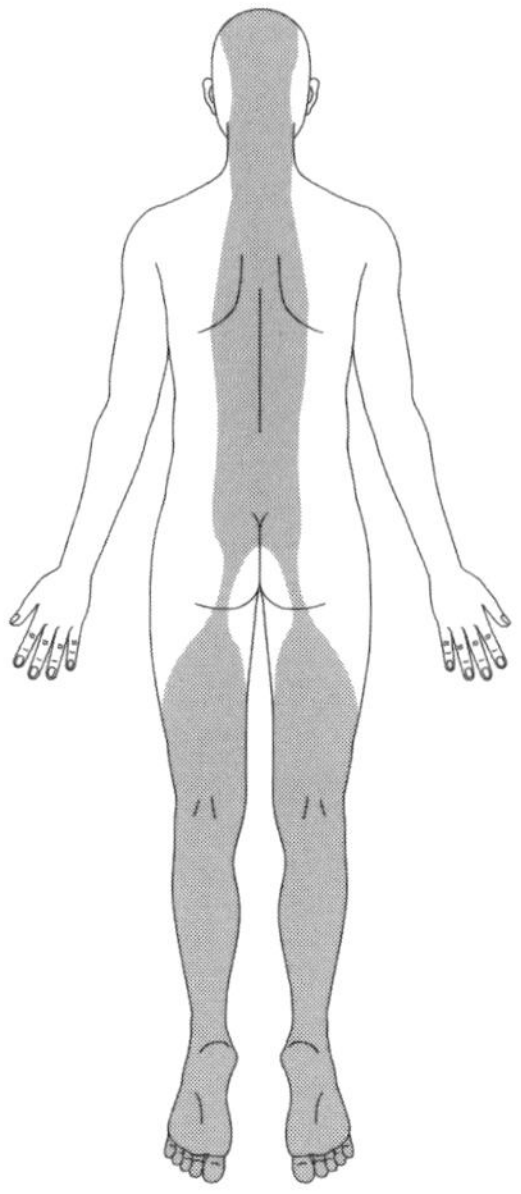

問題がいくつも絡み合っていることの多い慢性腰痛では、単に体の後面をストレッチするだけでは、大きな改善が見られない場合があります。次に疑うべき筋膜の流れは、足底のかかとの内側からはじまり、下《か》腿《たい》内部、膝の内側、大腿部内側、腰椎・胸椎の椎体、そして、頸部、最後に舌までつながったラインです。このラインは身体の筋膜の中心となるもので、興味深いことに、腰痛に関係する骨盤、股関節から体幹を通って最後に舌で終わります。

長い間、トレーナーとして運動指

●腰痛で2番目に整える筋膜のライン

舌
↑
頸部の椎体 ／ 胸部、頸部前面
↑
腰椎・胸椎の椎体
↑
尾骨 ／ 腰筋
↑
股関節
↑
大腿部内側
↑
膝内側
↑
下腿内部
↑
足底のかかとの内側

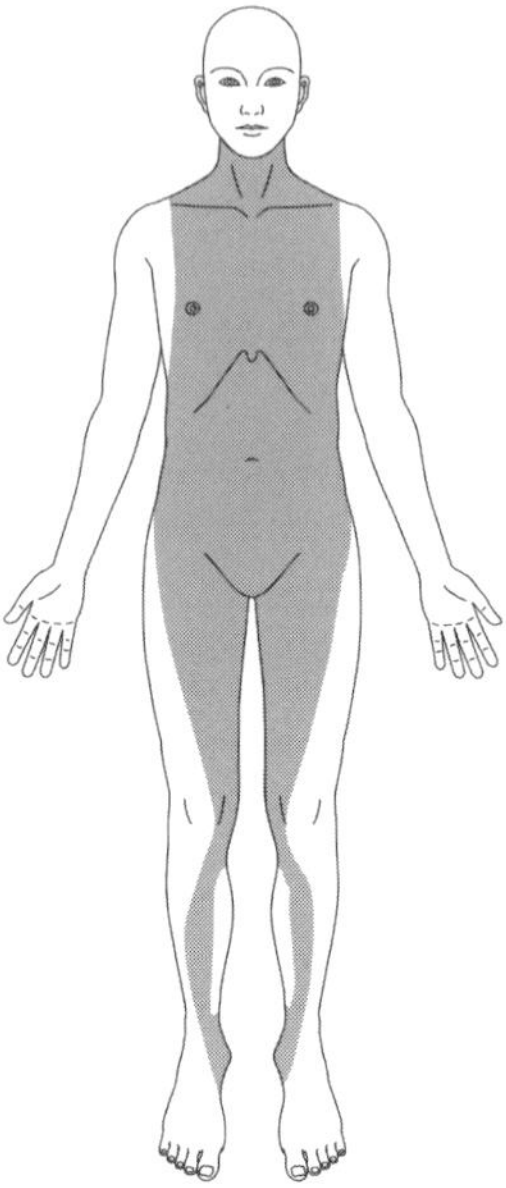

導をしてきましたが、いつも気に掛かっていたことがありました。それは、コア、もしくは体幹のトレーニングを行って、体を安定させようとしますが、最後に頭の位置が変わることにより、体の安定性が崩れてしまうことでした。よくよく考えてみると、トレーニング指導はいつも首から下のものであり、それで「体を一つにして使う」と言っていたので、何か矛盾を感じていました。五キロもある頭が安定しなければ、首から下のトレーニングをどんなに行っても安定性はすっと抜けてしまうので

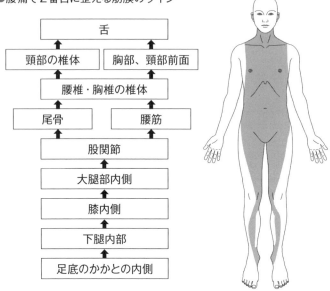

す。この疑問にベストアンサーをくれたものが、口腔《こうくう》ケアのテキストでした。そこには、解剖学上、舌も体幹筋の一部であると書かれていたのです。目から鱗《うろこ》とはこのことでした。体幹、コアのトレーニングをと言いながら、舌を含めない、首から下だけのトレーニングしか行っていなかったのです。舌は頸椎を安定させ、重い頭をしっかりと支える働きがあり、姿勢の制御にも大きく関係しています。

舌が体幹筋であるということは、赤ん坊の発達を見てみると納得できます。生後六か月までの赤ん坊の舌は前後にしか動かすことができません。しかし、お座りができるようになると、舌を上下に動かすことができるようになるのです。次に四つ這《ば》いへと体を左右に動かせるようになると、舌も左右に動かせるようになり、お座りから四つ這いへの成長に、体幹と舌が大きく関係することがわかります。また、臨床で、片麻痺《へんまひ》患者にコアヌードルの体幹トレーニングを行ったところ、舌の動きがスムーズとなり、うまく言葉を言えるようになったという報告もあります。

少し脱線しましたが、二つ目の筋膜のラインは腰痛を考えるうえで重要なラインになります。こう考えてくると、腰の痛みやしびれは、脊柱管狭窄症そのものが原因ではないことも考えられるのです。脊柱管狭窄症は高齢になれば起こる疾患と思われがちですが、そうだとは言い切れません。仮に、百人の五十五歳以上の人を任意に集め、その人たちのMRIやレントゲン写真を撮影したとします。たとえ、脊柱管狭窄症の症状が現れていてもいなくても、背骨になんらかの変形や脊柱管狭窄症らしき狭窄が起きているに違いありません。しかし、その症状が出る人と出ない人がいるわけです。そう考えると、もともとなんらかの変形が背骨に起きていて、たまたまなんらかの原因があり、間欠跛行のような症状が出たと考えることができます。

このことは、この本の執筆を勧められた稲葉茂勝さんにも当てはまるのではないでしょうか。彼は脊柱管狭窄症と医師に診断されました。これは、レントゲンやMRIの画像で確認されていますし、間欠跛行といった症状もありました。現在、間欠跛行は治まっていますが、症状が出た引き金（おそらく転倒時に痛めた股関節）である問題は、まだ解決されていません。二つ目の筋膜のラインを思い出してください。足底からはじまり、内腿《うちもも》、股関節、尾骨、そして、腰椎につながり、最後に舌につながる筋膜のラインです。彼は、左股関節の痛みと、もう一つ尾骨にも痛みを抱えています。全てこのライン上にあるのです。彼のケースでは、この筋膜のラインを整えることも、再び間欠跛行が出ないようにするために必要です。脊柱管狭窄症は、その症状が治まっても、背骨の変形そのものが治るわけではありません。再び症状が出ないようにするためには、トレーニングを続けていくことが大事です。

筋膜を整えるということは、体を部位ではなく、一つのものとして考え、痛みを総括的に捉えてアプローチをするピラティスやヨガに通じたところがあります。ピラティスやヨガでは呼吸法を大事にしており、深い呼吸は体じゅうに酸素を送り、体温を高める働きがあります。筋膜のよじれや歪みは、幾層にも分かれた筋膜間の潤滑油であるヒアルロン酸が硬化し、筋膜どうしが癒着《ゆちゃく》して起こります。この癒着を取り除くためには、体温を上げることと、血液の循環を促し老廃物を流すことが必要になります。ヒアルロン酸は四十度以上で柔らかくなる性質があるので、呼吸法を取り入れた運動による体温上昇がキーポイントとなります。腹式呼吸の宿題のこと、覚えていますか？

「腰再生プログラム」は、以上の五つのステップで構成されています。どの症状であっても、腰痛は決してシンプルではなく、さまざまな要因が絡んでいるケースが多いので、一つひとつ確実にステップを進むことが、腰痛の再発を防ぐことへとつながります。

第七章

腰痛からの卒業者

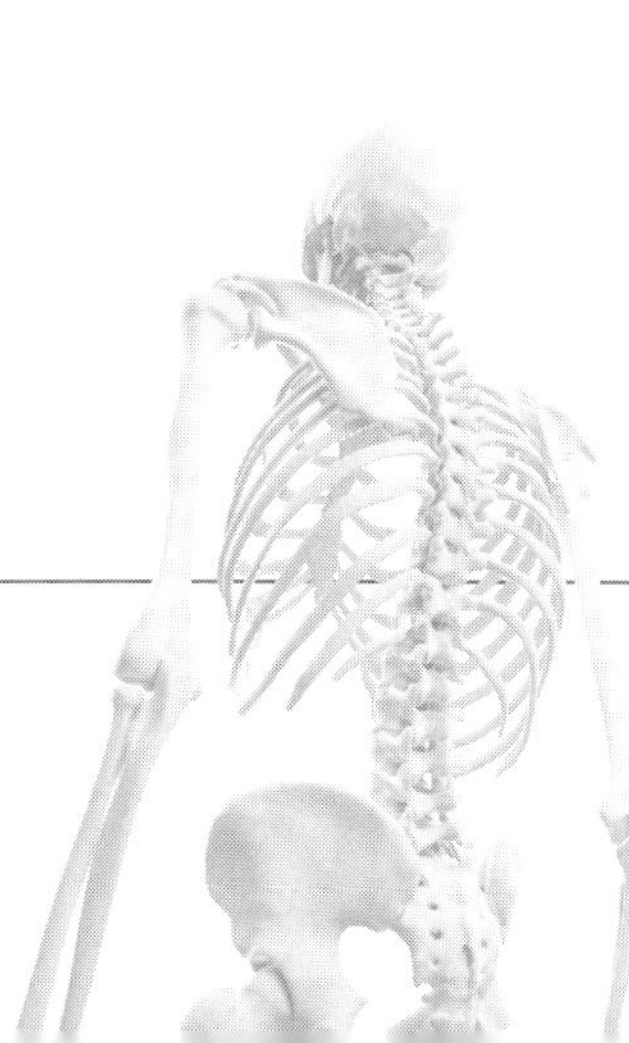

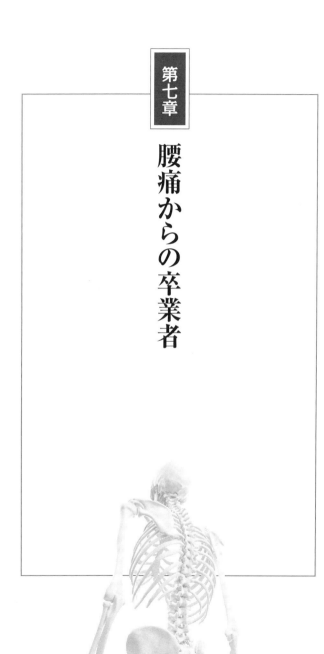

アスリートも一般の人も同じ

高校を卒業してユニチカに所属してから、私の周りは常にアスリートしかいない環境でした。かなり不思議な世界であったことは間違いありません。

カリフォルニア州立大学の四年生の時に履修した授業「Public Health」のジェシー・ジョーンズ教授は、Gerontology《ジェロントロジー》（老年学）とよばれる学問の、全米でも有名な先生でした。私たちアスレティックトレーナーの卵たちに向かって、「アスリートなんてほんの少しの需要で、これから高齢者への需要のほうがどんどん増える」といつもおっしゃっていました。

高齢者にもっと目を向けなさいということだったのですが、私たち卵はあまり耳を傾けていなかったと思います。アメリカですら、当時は高齢者の運動というものが今ほど重要視されていなかったこともあります。

私の頭は、選手の時から、そしてアスレティックトレーナーとして大学に勤めるようになってからも、常にアスリートのことでいっぱいでした。

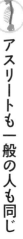

そんななか、私自身が腰椎分離すべり症になり、手術をピラティスで回避できたことを知り合いの日本の病院の理事長にお話したところ、その理事長の病院で腰痛リハビリを指導してもらえないかというお話をいただきました。そこで、当時勤めていたカリフォルニア州のマウントサックの夏休みの二か月間、日本に戻り大阪にある病院の腰痛患者の皆さんの運動指導をすることになったのです。

軽い気持ちで引き受けてしまいましたが、病院の患者さんはアスリートとは違うということを完全に失念していました。高齢者への接し方なんてわからなかったのです。大学で心理学も履修はしていましたが、アスリートを対象にしたスポーツ心理学です。

大ピンチがすぐさま訪れました。患者さんは八十歳近くのご婦人で、元プロゴルファーの息子さんの勧めで来られた方です。

ゲートボールのやり過ぎと言われていましたが、膝が完全に変形しており、杖を両手に持たれていました。腰も痛み、膝が痛くて歩けず、体重もどんどん増えてきているとのことでした。アスリートではここまで変形した膝にはなりません。この方の状態は、今までアスリートのなかにいた私の環境では全く経験がない状態でした。

追い討ちをかけるようにさらに私を悩ませたことが、このご婦人の運動への消極的な姿勢です。口を開けば、「もうバリアフリーにしてあるので、いつでも車いすにできるんです」と。息子さんはリハビリで少しでも楽になってもらえればとのことでしたが、私は心のなかで、「難しいかな」と思っていました。週に二回の四十五分くらいのトレーニング指導でしたが、いつも予約の時間に遅れてくるような状態でした。

二週目に私は意を決して、このご婦人に正直に伝えました。

「私の力ではその曲がっている膝を元には戻せません。しかし、太ももの筋力アップと、腰を支えるベルトとなる筋肉は強化できるので、毎回の宿題は自宅でしっかりと行ってください」と。

それからしばらくご婦人は相変わらず遅刻されていましたが、それでも息子さんが必ず週二回、病院まで送り届けてくれていました。

私の日本滞在も半ばが過ぎた頃でした。そのご婦人がアポの時間よりも三十分近く前に到着されたのです。

予約時間になると、ご婦人は私の顔を見るなり、「トイレから立てた！」と笑顔の第一声でした。臀部や太ももの筋力が衰えて、トイレから立ち上がる時は壁や手すりを必死でつかまないと立ち上がれなかったのに、楽に立ち上がれたということでした。それから三週間ほどは、本来は熱心な方だったのだと思いますが、懸命にトレーニングされました。

私の日本滞在もあと少しという時に、「もう杖を外していいですか？」とご婦人が尋ねられました。「膝も腰も痛みなく歩けるのでいらないですよね？」と。私は主治医ではないので、先生と相談してくださいとお伝えしました。お話をお聞きすると、主治医の許可なしで、もうすでに娘さんと杖なしでショッピングにいかれたとのことでした。

「もう無理と諦めていました。杖なしで歩けるなんて本当に嬉しいです」と、満面の笑みでご婦人がおっしゃった時、私も本当に嬉しかったことを覚えています。

このはじめての高齢者の運動指導は大ピンチ続きでしたが、アスリートも一般の人も全く同じであるということを教えられました。私の仕事は相手が誰であっても、いかにその人のモチベーションを高められるかということ、そして、私のできることを精いっぱいすることだと気づくことができました。

間欠跛行第一号

高齢者の運動指導と並行して、十人くらいの腰痛患者のトレーニングも指導させていただいていました。十人十色とは本当にその通りだと思いました。お一人お一人が異なる腰のコンディションでした。

そのなかで、椎間板ヘルニアの手術を二回行われて、三回目を予定されている五十代のご婦人がいました。その方は痛みとしびれで二十メートルを続けて歩けないとのことでした。間欠跛行です。ブロック注射を定期的に行い、コルセットを腰に巻いておられました。

今でこそ間欠跛行という言葉はよく聞きますが、当時はあまり聞く言葉ではなかったのです。特にアスレティックトレーナーのテキストにはなかったので、私にとっては初耳で、またまたのピンチ到来でした。

椎間板ヘルニアでは、通常、腰を反らせると楽になり、丸めると椎間板が神経側に移動してしびれや痛みを起こすことが一般的です。このご婦人は立ったり、歩いたりすると骨盤が前傾し、腰を反っている状態でした。この状態だと、一般的な椎間板ヘルニアでは痛みが緩和するはずなのですが、この方は痛みとしびれで歩けないのです。なかなか教科書通りにはいきません。

いろいろとチェックさせていただいたところ、腹部の筋肉がとても弱くなっていることに気づきました。これはもしかしていつもコルセットを巻いているのではと思い、お尋ねしたところ、お風呂以外は常に着用されているとのことでした。腰痛患者の腰の手術では腹横筋（腹部を筋膜とともにぐるっと一周する腹部の中間層の筋→P89）が、紙みたいに薄っぺらだと聞いていましたので、腰痛リハビリに重要なこの腹横筋をトレーニングして、その方に合った筋コルセットをつくってもらおうと考えました。ピラティスでは、この中間層の筋を集中的にトレーニングするのです。

コルセットを外してトレーニングすることをお話したところ、最初は拒絶されました。しかし、筋コルセットの仕組みを丁寧に説明したところ、ようやくご理解いただくことができました。

この方も本当に頑張ってトレーニングされました。私の宿題「何万回も腹式呼吸でドローイング（腹横筋の収縮）すること」を実践された方の一人です。五週目くらいには足までのしびれは軽減されて、近くのスーパーまでは歩けるまでに改善されました。

この方で今でも覚えていることが、掃除機を使う時にお腹を締めていると、腰が痛くなくできるようになったと言われたことです。私の「何万回」という宿題を家事にもアレンジされていることに感心しました。八週間のトレーニングで腰痛リハビリは終了し、もっとレベルの高いピラティスのロールアップというものができるようになるまで回復されました。もちろん、手術は回避されました。

アスリートの腰痛①　椎間板ヘルニアのバスケットボール選手

二か月間の病院での腰痛リハビリの指導経験では、私のこれまでの自分の体験だけでない、臨床という大きな経験をさせていただくことになりました。このことは自信にもつながりましたが、もっと腰痛に関して「知りたい」という欲求がどんどん大きくなりました。

この頃、アスリートのコアトレーニングの必要性について、『トレーニングジャーナル』という雑誌に「コアスタビライゼーション」というタイトルで十回連載をさせていただいたところ、大きな反響があり、日本のバスケットボール選手のトレーナーから私の指導を受けたい選手がいると連絡をいただきました。

女子バスケットボールの実業団の選手で、身長は一八〇センチ、全日本でも活躍していたとのことですが、ここ数年椎間板ヘルニアが悪化し、足のしびれと激しい痛みで満足なプレーができず、あちこちの整形外科で診察を受けて、神経ブロック注射を定期的にしているが、あまり効果を感じられなくなってきているとのことでした。

この選手のトレーニング前とトレーニング後のレントゲン写真を見比べてください。当時、立位でのレントゲンの撮影はあまりされませんでしたが、無理を言ってお願いしました。

トレーニング前は、日本人に多いといわれる典型的なフラットバックです。頸椎、胸椎、腰椎がほぼ一直線です（写真は腰椎の部分）。正常な背骨には生理弯曲というS字カーブがありますが、この選手には見当たりません。

背骨の生理弯曲は、頭部の重さの分散と、下肢の関節、背骨の椎間板とともに歩く時

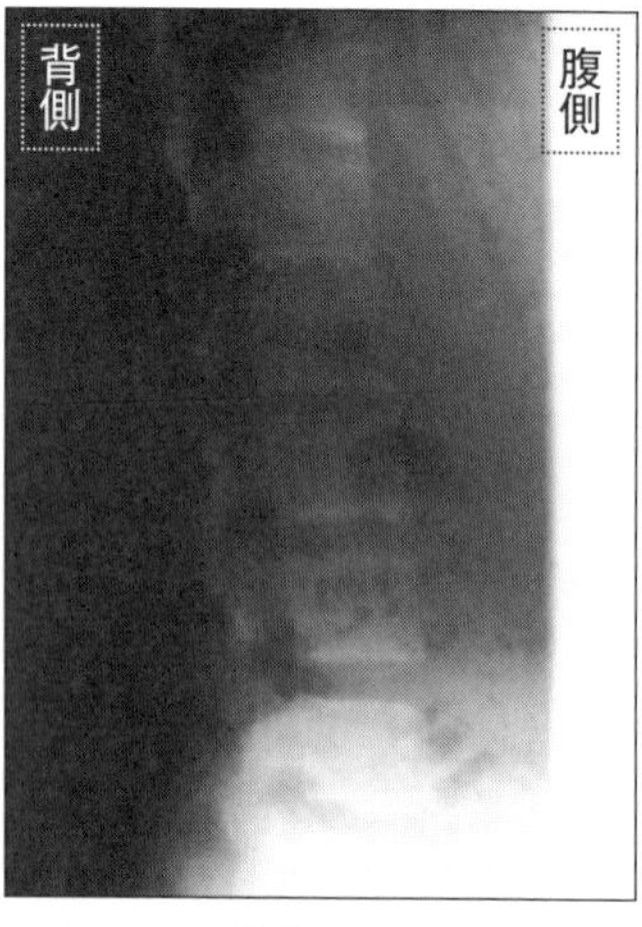

トレーニング前。

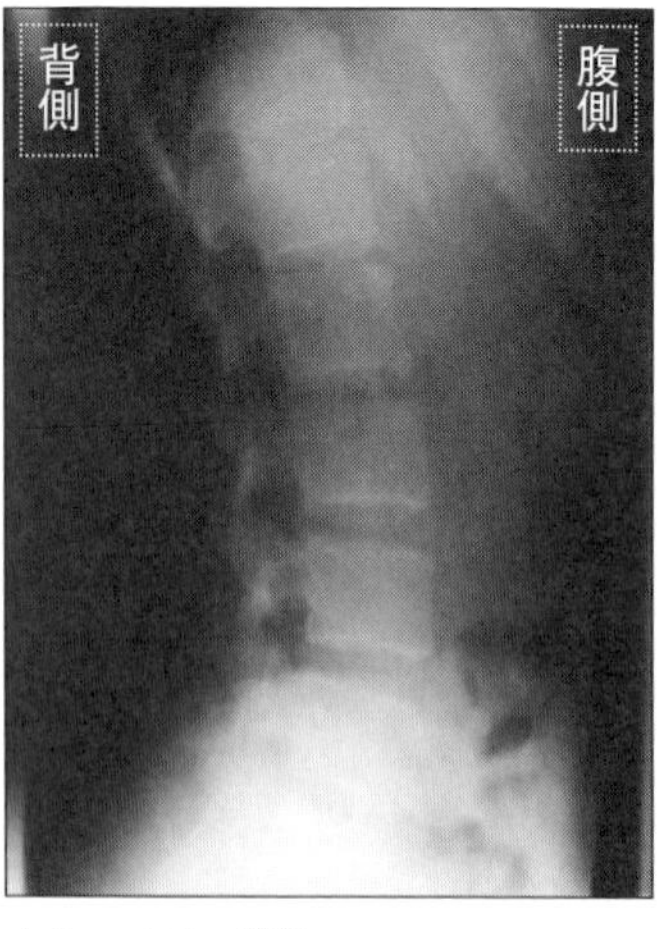

トレーニング後。

の地面からの衝撃吸収の一役を担っています。バスケットボールの選手ですから、歩くだけではなく、走って、ジャンプしてという動作があります。その衝撃吸収を生理弯曲がない状態で行っているわけです。そのうえ、この選手は股関節の柔軟性も欠けていたので、背骨の椎間板に掛かるストレスはものすごいものだと想像できました。

強靭《きょうじん》なフラットバック状態の原因は、姿勢の悪さと過度の筋緊張だと思いました。バスケットボールなどの身長の高い選手に多い姿勢で、骨盤を後傾させて背中を丸めていることが、レントゲンの結果からもわかり、この姿勢を改善しないと腰痛からは逃れられないことを、この選手とトレーナーに伝えました。姿勢はトレーニングの時間だけでは改善できません。日常生活からの見直しと改善が大切なのです。また、背骨を支える筋、腱、筋膜などが痛みからの防衛反応で強い緊張を起こしていることも考えられました。

この負の連鎖を断ち切るには、やはり、まず第一歩は「力を抜く」ための腹式呼吸です。この時はまだ、コアヌードルは完成していなかったので、ひとまず、原始コアヌードル（→P108）の上で「介の字」で仰向けに休み、大きくゆっくりとした腹式呼吸を行うことからはじめました。

これだけ？　と思われるかもしれませんが、緊張が取れない限り、どのようなトレーニングを行っても、また別の緊張を起こし代償動作を強めてしまいます。

この筋緊張を取り除くために、マッサージや鍼灸などの力を借りることも考えられます。しかし、もうすでにこの選手はさまざまなことを行ってきていたので、時間は掛かるかもしれませんが、「自力で力を抜く」ことにチャレンジしてもらいました。もちろんあの「何万回」（常日頃ずっと絶えず行うこと）の宿題付きです。

三回目くらいのトレーニング指導で、ようやくドローイング（腹横筋の収縮）がほかの筋肉の代償動作がない状態でできるようになっていました。ここから、ピラティスの動きを少しずつ加えていきました。ピラティスは呼吸法とともに行います。腹式呼吸での動きが体じゅうに酸素を送り、背骨の緊張を少しずつ緩めていったのだと思います。

五回目くらいのトレーニングの日に、くしゃみをすることが怖《こわ》くなくなったとのことでした。それほど腰痛に悩まされていたのです。ここからやっと腰再生プログラムの本格的な開始となりました。

五週間後、この選手のトレーニング後のレントゲン写真（↓P156）では、腰椎に小さな弯曲が見られます。一八〇センチあるバスケットボールの選手でしたが、フラットバックであるがゆえに、ディフェンス時に周りを敵に囲まれると、頭を起こせなかったのです。バスケットボール選手としては致命的でした。

これは、股関節の動きが常に骨盤後傾になってしまうことで起きているので、骨盤のニュートラルポジションを徹底して反復練習しました。通常のトレーニングの難しいところは、自分の動きの間違いがわからないことですが、コアヌードルを使ったトレーニングでは、ニュートラルポジションが崩れると自分で認識することができるメリットがあります。

この選手は五週間ほどのトレーニングで椎間板ヘルニアの症状が改善されました。回復が早かった理由は、運動選手だからとか、若いからというわけではないと思います。この選手の場合、常にトレーナーが彼女に何万回の宿題をこなさせ、日常での姿勢改善に努力したからです。腰再生には家族や周りの方々のサポートも大切なのです。

アスリートの腰痛②　分離症のプロソフトボールピッチャー

大阪の病院での腰痛リハビリの仕事のあと、私はなぜ今の仕事をしているのだろうという疑問が少しずつ大きくなってきていました。私のゴールは何なのだろうと。

そんな頃に出会ったのが村上真由美《むらかみまゆみ》選手。この選手との出会いが、のちに日本での仕事を決定づけることになりました。彼女からは、ソフトボールへの並々ならぬ強い思いが伝わってきました。

当時、私はアメリカのマウントサックのアスレティックトレーニングルームで働いていました。彼女は、入学希望者として見学に訪れ、ソフトボールの監督と一緒にマウントサックに来たのです。当時の彼女は英語がまだわからなかったので、監督は私に通訳を求めてきました。

どうやら彼女は日本の実業団で十年近くピッチャーをして、半年くらい前にアメリカに来たようでした。ソフトボールとバレーボールで競技は違いますが、全日本チームでもプレーしていたことなど境遇がとても似ていましたので、すぐに親しくなりました。そして、何より驚いたことに彼女も腰椎分離症だったのです。彼女はピッチングの数が増えると腰に違和感を感じていました。年齢も三十歳近くになり、いくら大学のチームとはいえ、若い子たちと一緒に練習するのはかなり厳しかったようです。私は一年しか大学でバレーボールをプレーしませんでしたが、彼女は二年間プレーしました。

私はアスレティックトレーナーとして、通常の腰痛治療に加えて、腰痛を改善するために、トレーニングを行うことを彼女に勧めました。私も選手の時は分離症だったのですが、それが分離すべり症に進行してしまったのです。分離症はまだコントロールできる状態であることを伝え、分離すべり症を起こしてしまうと、本当に苦しまなければならないということを体験から話しました。今の状態だったらトレーニングをしっかり行うことでくい止められると思いました。

通常は、立位姿勢の写真を撮影するところですが、彼女の場合はピッチングフォームのビデオと写真をかなり撮影しました。彼女は、日本人ピッチャーのなかでもかなりレベルの高いピッチャーであっただろうと思わせる、華麗なピッチングフォームでした。

しかし、ピッチングの終盤で腰に違和感を感じるということでしたので、何か問題があるのではと思いました。ソフトボール素人の私がとやかく言うことではないのですが、フォームを分析してみると、試合の後半になるにつれ、彼女のピッチングフォームはおへそが上向きになって、骨盤が前傾（腰を反る）傾向になることがわかりました。

ピッチングでは、ボールをリリースする（ボールを投げる）ポイントまで骨盤はニュートラルでなければならないのですが、彼女の場合、リリースより前におへそが上向きになり、ボールが浮いてしまうのです。もちろんライズボールという球種もあるようですが、たとえライズボールでも、リリースまでニュートラルです。ボールが高めに入ってしまいますから、どうしても打たれやすいということになります。

試合の終盤に打たれてしまうというのは、もちろん疲労もありますが、最後まで良いピッチングの姿勢を保てず、失投というケースが多いのです。スポーツ選手の分離症、分離すべり症の場合は繰り返し同じ動作（反るなど）を成長期から行うことにより起こるわけですから、分離症の原因はこれだと思いました。

ここからは、試合を通して同じ姿勢が保てるように、ひたすらニュートラルポジションを確立するためのトレーニングを行いました。それに合わせて、背骨を支える筋コルセットをつくるための、例の宿題を行うよう指示しました。ここでもアスリートだからといって、別メニューではありません。

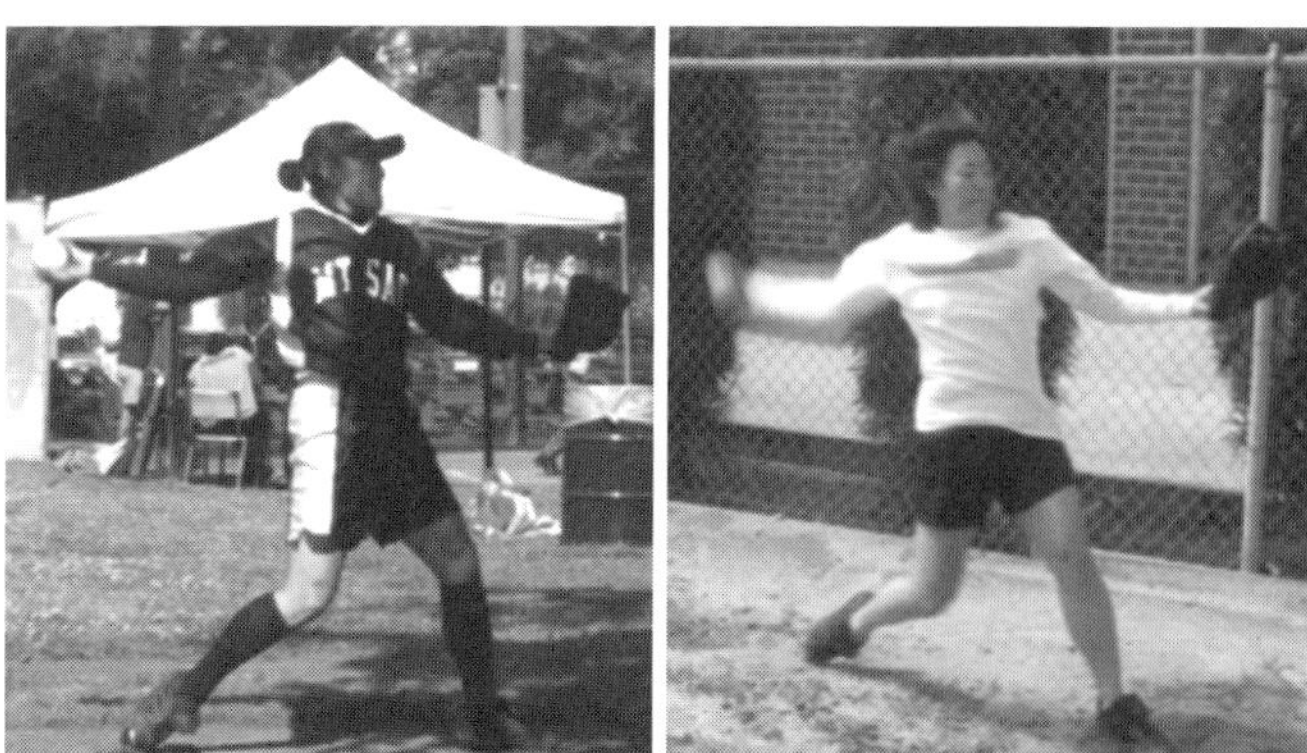

トレーニング前（右）と比べ、トレーニング後（左）は軸が地面に垂直に。

ニュートラルポジションの確立には、まだ原始コアヌードルを使っていましたので、すぐひしゃげてしまいますから、かなりの量のプールヌードルを購入しました。

当時彼女は、大学の授業、毎日のソフトボールの練習、週二回ほどの試合と、忙しい日々を過ごしていましたが、しっかりとトレーニングを行い、シーズンの終盤には腰に違和感なく、完投できるほどになっていました。二年後、彼女は夢であったアメリカのプロソフトボールチームの一員になることができたのです。前ページの写真は彼女のトレーニング前とトレーニング後のピッチングです。

分離すべり症で、でもゴルフが何よりも大好き

大阪の病院での腰痛リハビリ指導を任せてくださった理事長からの紹介で、サンフランシスコ近郊にお住まいの方から連絡を受けました。分離すべり症による腰から足までのしびれと痛みで、歩くこともかなり厳しい症状のようでした。医師からは手術するように勧められているとのことでした。年齢は六十歳を超えていました

から、今の基準だと、おそらく脊柱管狭窄症と言われていたでしょう。

当時、私はロサンゼルスから車で東に一時間ほどドライブしたところに住んでいました。そこへ泊まりがけでトレーニングに来たいとおっしゃっていたのです。大変お困りのようでしたので、大学の仕事を外した時間にトレーニングに来ていただけるならということでお受けしました。

この方は何よりもゴルフが好きで、手術よりも恐れていたことがゴルフをやめることでした。なんとかお役に立ちたいとは思いましたが、じつは私はその時まで一度もゴルフのクラブを握ったことがなかったのです。選手の時から腰を痛めていたため、ゴルフだけはやらないようにと言われていました。その言葉をかたくなに守り、ロサンゼルスに住んで十年以上経っていたその当時でも、ゴルフは全く未知の世界でした。

今では、TPI《ティーピーアイ》（Titleist Performance Institute：タイトリストパフォーマンス研究所）Medical Professionalという国際的なゴルフの指導者協会の資格を取得しています。ゴルフに関して理解も深まり、ゴルフパフォーマンスの改善から故障の改善まで、幅広く役に立てます。しかし、この時は未知の世界です。人生ピンチは何度も訪れるものなのです。

しかし、お引き受けした以上、何かお役に立たなければなりません。ひとまず、一夜漬けのような形でゴルフに関して勉強しました。

まずは立位の姿勢の写真を撮り、そのあとにゴルフレンジ（練習場）にいきました。そこで、痛みがあるのを承知のうえで、実際にゴルフボールを数回打っていただきました。立位の姿勢の写真では骨盤の前傾が気になりました。ゴルフレンジで撮ったビデオは、スローにしてその日に何回もフォームを見返しました。

ゴルフ素人の私ですが、すべり症の禁忌事項は身をもって知っています。腰を伸展（反る）させてはいけないのです。しかしこの方は、腰を毎回、回転させて、最後に大きく伸展させているのです。

この腰の回転と伸展を行わなければ症状が出ないのでは？　と考えました。このようなことをゴルフを知っている人に言ったら、きっと“Are you crazy?”と言われたでしょう。しかし、素人に怖いものはありません。

翌日、このクライアントに私の考えをそのまま伝えました。今のフォームで症状が出ているのなら、フォームを変えてみませんかと。

意外と拒否されなかったのです。たぶん、私の「フォームを変えてみませんか」という提案は、「ゴルフができる」という前提のうえに成り立っていると、このクライアントは勘違いしたのでしょう。私はそこまで考えられるほど余裕はなかったのですが。

その後、三日間のトレーニングで、あとはメールで連絡を取り合いながらようすを見ようということになりました。自宅でのトレーニングの内容は、例の宿題と、ニュートラルポジションの確立のための基礎トレーニング、そして、全体的な関節の可動域の改善のためのストレッチでした。痛みがうまく治まったら、またお会いするということにしました。

たくさんの宿題をサンフランシスコに持ち帰られたわけですが、サンフランシスコのご自宅に戻られた時、ゴルフができると言って（ご本人の勝手な勘違いですが）、とても喜んでおられたと奥様が教えてくれました。

この勘違いのおかげか、このクライアントのモチベーションがかなり上がり、毎日しっかりトレーニングを続けられたようです。三か月後くらいにもう一度お会いすることになりました。まず、きちんとニュートラルポジションが取れているかどうかなど確認しました。お住まいが遠く、結果はご自身のトレーニング次第と思っていましたが、しっかり行われていたことがわかりました。

次に、ゴルフレンジで実際にボールを打ってもらいました。目指すフォームは、腰を回転させずにフィニッシュでは腰の無理な伸展をしないという、少し奇妙なフォームです。

以前とは違い、安定させたコアで胸椎と股関節の可動域が改善されていますから、軽いスイングにできあがりました。飛ばしたいという気持ちから、どうしても体に力が入り、強引に腰を反らせてスイングさせてしまっていたということもあります。この軽いスイングで五十球打ってもらうことにしました。痛みが出れば中止。フォームが崩れて、腰を無理に反らせば中止という条件付きでした。見事に痛みなく、フォームの崩れもなく五十球を打ち終え、合格されました。

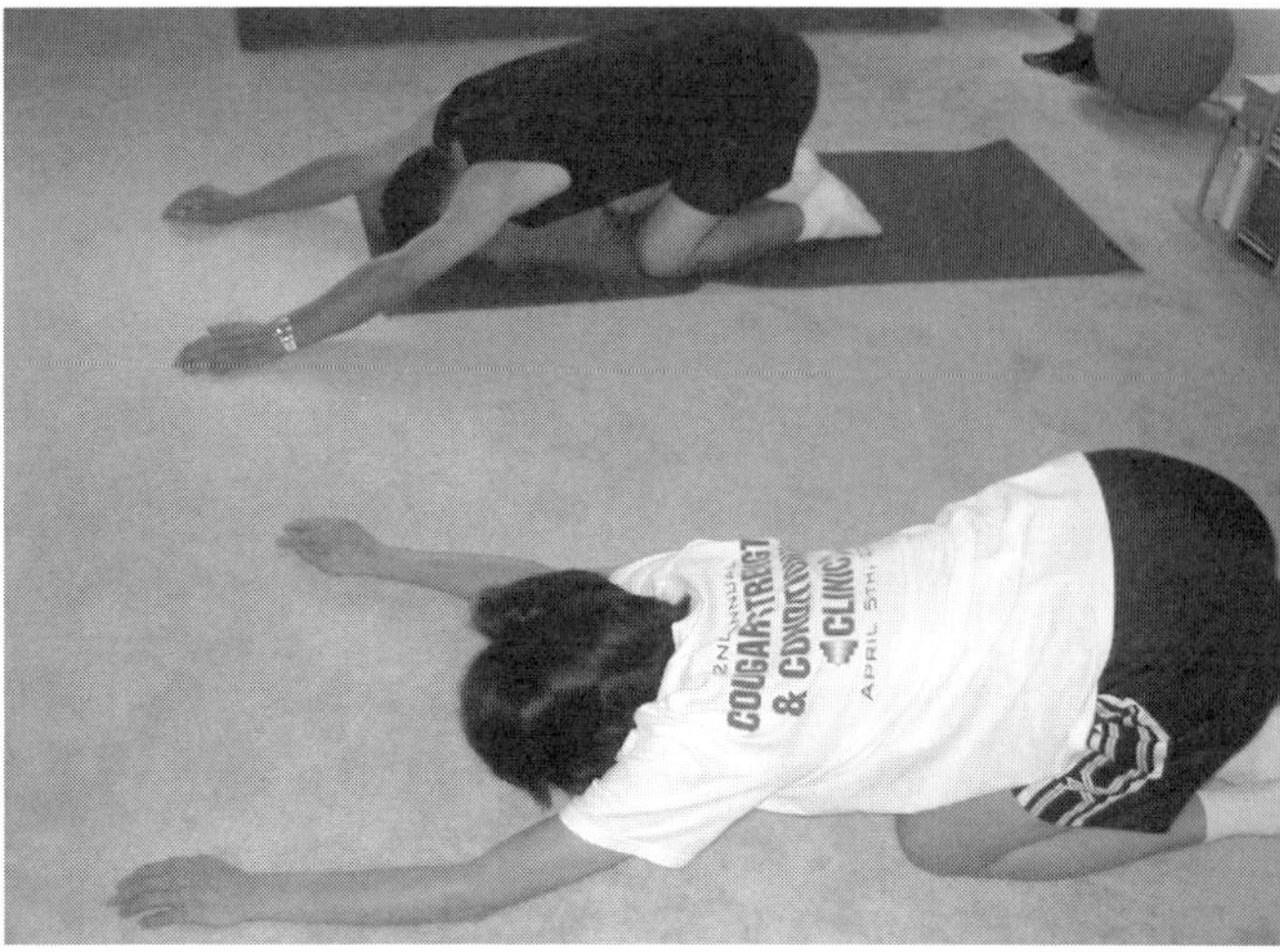

胸椎の可動域改善のトレーニング。

翌日、痛みが出ていないかお聞きしたところ、やはり痛みがないとのことでした。そこでまた、ゴルフレンジにいき、今度は百球を打ってもらいました。これも痛みなく、フォームにも崩れがなかったので、私は合格を告げました。

まずは数週間、ゴルフレンジで百球打ちを週三回まで、それで症状が出なければ、ゴルフコースに週一回ということでどうですかと私は提案しました。

すべり症の症状が悪化する以前は、週に五、六回コースに出てプレーされていたということです。本人も「やり過ぎですよね」と。引き続きトレーニングは行うことも付け加えました。私も嬉しくなるほどの満面の笑顔でした。この後、二か月後くらいにはコースに出られて、無事痛みが出ずにプレーされたと、弾んだ声でご連絡をいただきました。トレーニングも引き続き行われていたようです。

特にご連絡もなく、半年くらい過ぎた時に、突然お電話がありました。また痛みが再発したのでは？　と一瞬思いましたが、そうではなく、質問があったのです。ゴルフカートは使わずに、ゴルフバッグを自分で持って歩いた方がトレーニングになるのではないかということでした。

トレーニングにはなると思いますが、一年くらい前にはすべり症で歩けなかったのにそれは厳しいのではと思い、まずはカートを使わずバッグなしで歩くだけではどうでしょうか、とアドバイスしました。すると、なんとこのお電話は事後報告で、すでにその日に十八ホールをゴルフバッグを担いで歩いたと言うのです。自分でも少しやり過ぎたのではないかと心配になって、お電話してこられたのでしょう。

「痛みが明日も出ないようでしたら、それだけ筋力、体力もアップされているので、大丈夫でしょう。でも、無理はしないように」と伝えました。

その数年後にＴＰＩの資格の受講で知ったことなのですが、ゴルフのスイングは本来は腰を回転させないこと、無理に回転させることにより腰痛を起こしやすくなってしまう、ということでした。前述通り、腰椎は回旋しにくい部位なのです。私があの時、決して奇妙なフォームをさせたわけではなかったことがわかり、安心しました。

腰痛でゴルフを諦められている人は多いと思いますが、腰を回転させない（捻らない）ということを理解してプレーすれば、きっと腰痛から解放される人がたくさんいるのではないかと思っています。

クライアントのゴルフを続けたいという高いモチベーションのおかげで症状が改善されたのです。遠隔指導でしたからその分、かなりの宿題がありましたが、それをご自分の力でやりとげられたのです。あの教科書の意味を再認識させられました。

「アスレティックトレーナーとは、選手の回復、改善を最短にするための案内人であれ」

十年以上ぶりにご連絡させていただいたところ、嬉しいお返事をいただきました。

「腰はあれ以来痛みがありません！　ゴルフも週三～四回行ってますが、全く大丈夫です」と。

おそらく七十歳を優に超えていらっしゃると思いますが、今でもそんなにゴルフをなさっているとは。きちんと自主トレをなさっているのだろうと想像できます。

人間の良くなりたいと思う治癒力は本当にすごいと思いました。

コアヌードルのエクササイズで副産物

腰痛の皆さんの案内人になって、数年が過ぎていましたが、アスリートでないアメリカ人のリハビリ指導は未経験でした。この記念すべき第一号が、同じアスレティックトレーナーの私の友人でした。

彼女の問題はアメリカ人の典型である、ずばり肥満でした。アスリートとして、バスケットボールや陸上競技をしていた十代の頃の写真を見ると、かなりほっそりしています。

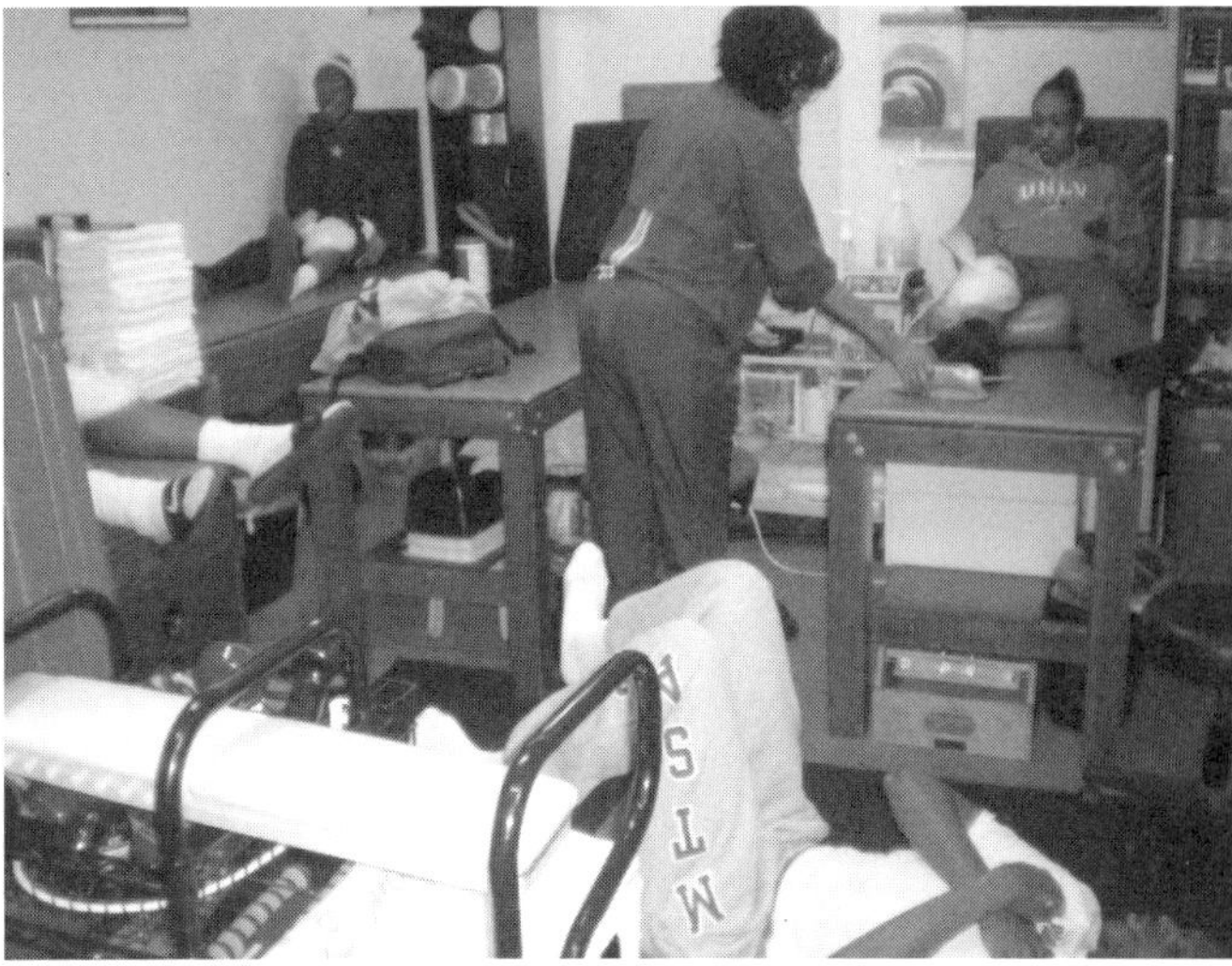

マウントサックのアスレティックトレーニングルーム。

皆さん驚かれるのですが、アメリカの大学のアスレティックトレーナーは、仕事の三分の一は書類書き、三分の一はアスレティックトレーニングルームでの仕事、三分の一がさまざまなスポーツの試合の帯同なのです。アスレティックトレーニングルームと言うと、トレーニングをするところと思われがちですが、日本で言う理学療法室のようなところですから、アスレティックトレーナーがバリバリの運動をすることはほぼありません。私たちの仕事は決して健康的とは言いがたいもので、肥満傾向にある仲間も多いのです。

もう一つ、友人が典型的なアメリカ人であると思う点は、手術の数がとても多いことです。腰はもちろん、膝、肘、肩、手首、かかとと、メスを入れていない部位を探すほうが難しいくらいです。彼女はよく冗談で、あとは脂肪吸引かなと言っていました。アスレティックトレーナーなのだから、セルフケアを考えれば良いのにと思っていましたが、彼女だけではなく、同業の人たちは、セルフケアやトレーニングを行わない人が多いのです。

そんな彼女がある日、腰の状態が悪化してきたので、また手術を受けることも考えていると話したのです。ＭＲＩとレントゲンを確認したところ、腰椎に変形が見られて、その変形が神経を圧迫し、下腿にしびれと痛みを起こしているようでした。彼女は私がすべり症の手術を自力で回避できたことを知っていましたから、トレーニングを教えてほしいということでした。保存療法が無理だったら、手術を受けようという軽い気持ちだったのかもしれません。

彼女は、これと思えばすぐに購入するという熱しやすい性格でしたので、家にはちょっとしたフィットネスクラブ並のトレッドミル（ルームランナー）やステーショナリーバイク（室内で運動をするための固定自転車）などさまざまな機器やトレーニング道具がありました。あのピラティスの器具も自宅にあったのです。

しかし、一緒にピラティスも通っていたのですが、途中で辞めてしまうような、少し飽きやすい性格でもありました。ですから、これまでのクライアントとは違い、私の地味な宿題をコツコツ行うタイプではないことはわかっていました。なんとか役に立てる方法はないか、また、アスレティックトレーナーとしては先輩である彼女をうまく引き立てる方法はないかと思案していました。

彼女にはこれまでのクライアントとは異なるアプローチを考えてみました。

この頃ようやくコアヌードルの試作品が日本の工場でできあがり、臨床実験が必要となっていました。そこで、彼女にコアヌードルを使用した新しい運動方法を学会発表したいので、協力してほしいとお願いしました。

姉御肌的な性格を持つ彼女からは、最もモチベーションを引き出しやすい方法だったと思います。案の定、喜んで協力するとのことでした。

トレーニング方法は従来のニュートラルポジションの確立とコアの安定というものと大差ありませんが、彼女の場合は毎週、ゴール設定をして、それをクリアしてもらうという方法を考えました。それまでは、何万回とかいう回数での宿題でしたが、この方法だと達成感があまりないのです。そこで考えたのが、以下の内容です。もちろん、これは学会発表しています。

①両膝を立てた状態で、コアヌードルの上に仰向けになる。

②息を吐きながら、右腕を「前にならえ」の位置へ。左脚をテーブルトップ（股関節九十度・膝九十度の位置）まで、腹部のボールを落とさないようなイメージで、ゆっくりコントロールしながら持ち上げる（写真参照）。コアヌードルから落ちないように注意し、歩く動作のように対角の手足を交互に広げて伸ばす。

③両手足を動かす時に『キラキラ星』を大声で歌いながら行う。

④毎週一コーラスずつ増やす（ただし、コアヌードルから落ちれば最初からやり直し）。

⑤五週間のプログラムで、トレーニング前とトレーニング後の写真撮影とウエスト周りのサイズの測定を行う。

トレーニングを開始した当初、彼女はコアヌードルの上に静止できない状態だったので、『キラキラ星』の一曲がなかなか終了できなかったようです。しかし、彼女もかなり真剣に取り組んだようで、二週目にはうまくできるようになっていました。五週間のトレーニングの成果を次のページの写真で見てください。

最終週には十セットは簡単に行え

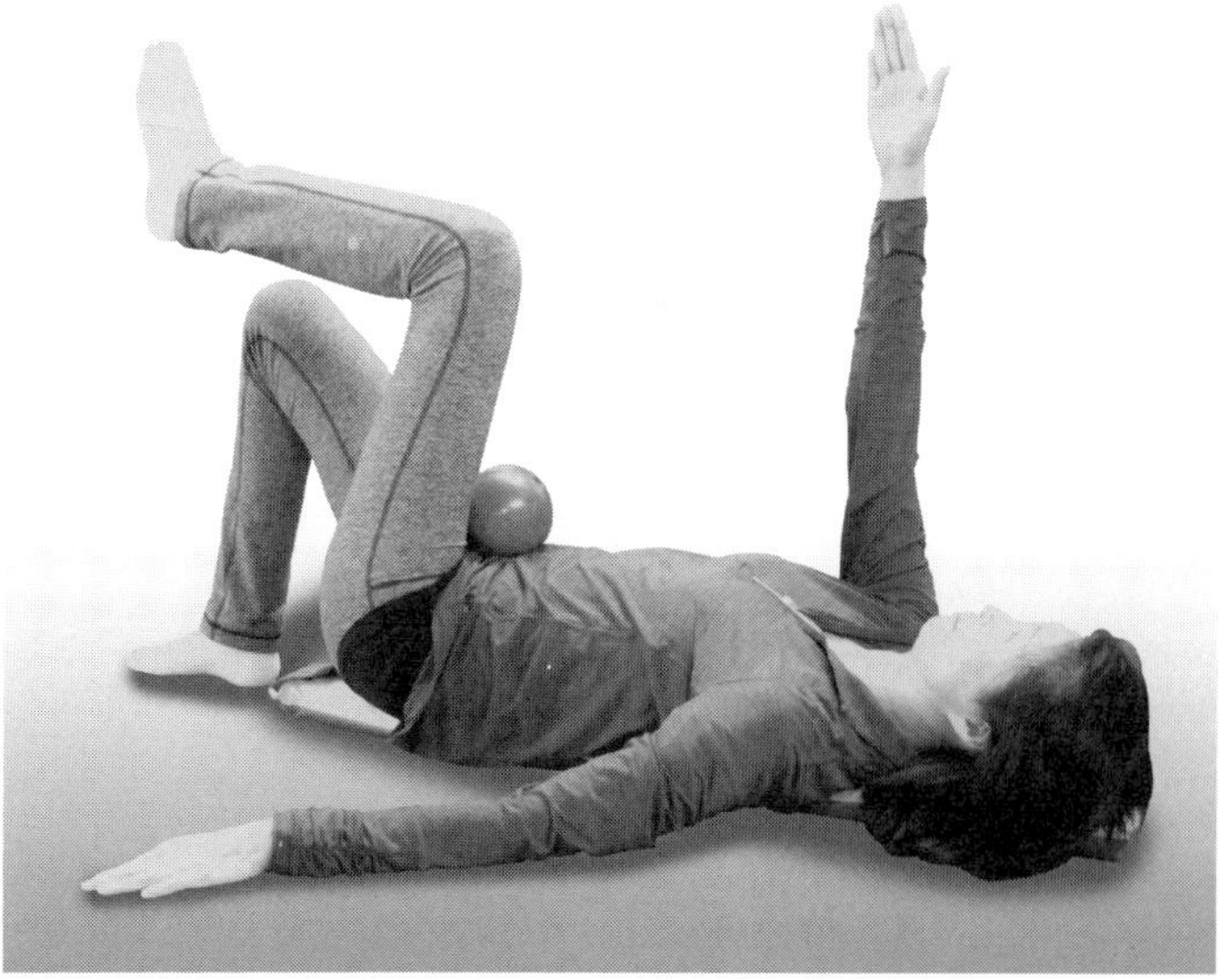

『キラキラ星』のスタートポジション。

るようになっていました。

写真は五週間のトレーニング前とトレーニング後にしか撮らないということにしていましたが、彼女自身がウエストが締まった実感があったようで、写真を早い時期に撮りました。写真でウエストの引き締まりを確認できると、なお一層トレーニングに励むようになったのです。

こうなると私が有利に事を運べます。彼女の苦手とする股関節の関節可動域の改善も嫌がらずにやってくれるようになりました。

先にお話したように、彼

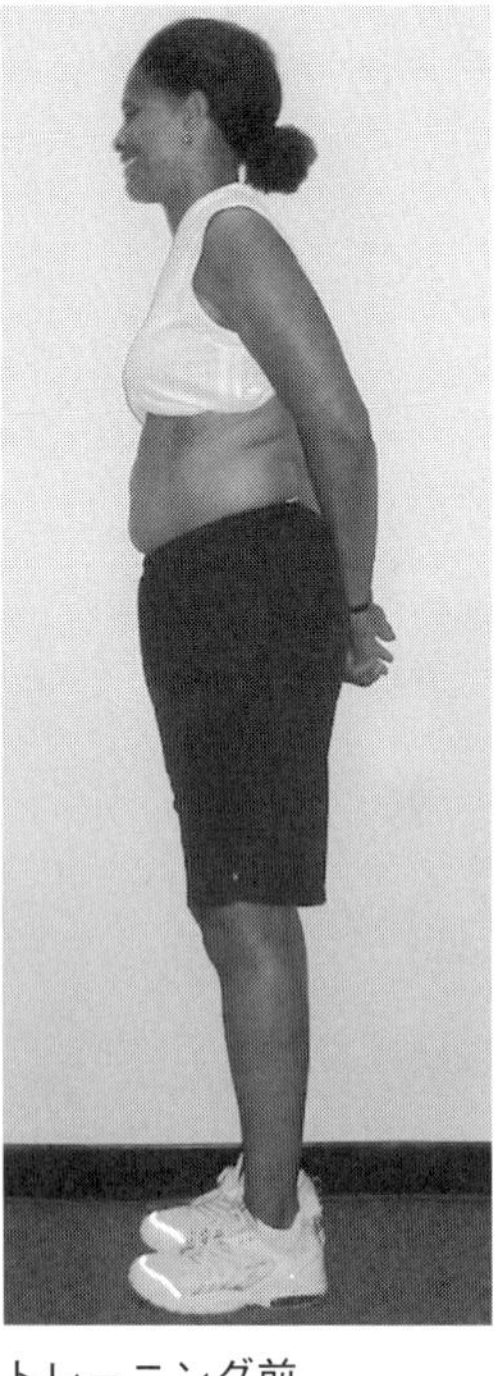
トレーニング前。

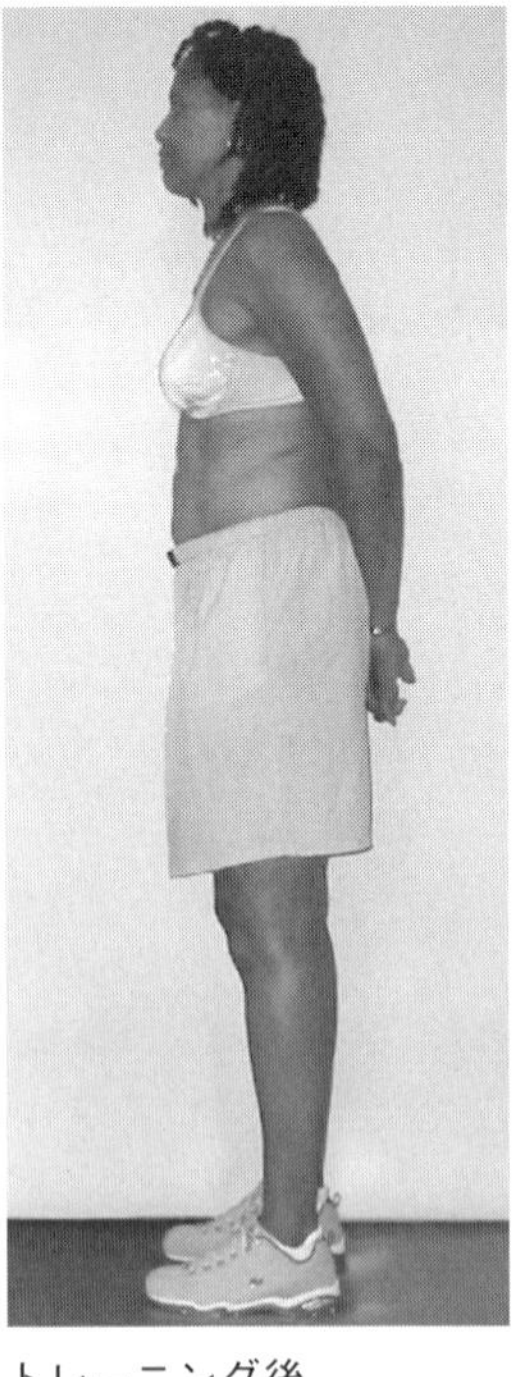
トレーニング後。

女のゴールは腰の手術の回避でした。しかし、いつの間にかウエストの引き締め運動を行っていたのです。これまで腰痛を繰り返してきた彼女には、体の使い方に何かしらの問題があることはわかっていました。その原因は、欧米人特有の腰椎の強い前弯にあり、それに腹部の重さが加わり、大きく骨盤が前傾してしまっていることだと思いました。彼女の改善のポイントは肥大した腹部を締めることにより、腰椎への負担を小さくすることでした。

このコアヌードルを使用した腹部引き締め法は功を奏し、下肢の痛みとしびれが改善され、彼女は手術を回避することができました。いつでも手術すれば良いという彼女の考えを改め、やる気に火を付けたことは言うまでもありません。

鋼鉄のような柔軟性で

これまでさまざまな腰の症状を持っている方の運動指導を行ってきましたが、そのなかで最も筋肉に柔軟性がなく、関節の可動域が小さいクライアントに出会ったのは、二〇〇七年頃です。

腰と背中の痛みを訴えられており、レントゲンの写真を見せていただくと腰椎に変形が少し見られました。当時はしびれなどの症状が出ていませんでしたが、五十七歳という年齢を考えても、また、ゴルフを行う回数（週五、六回コースに出る）を考えても、いつかは腰椎椎間関節症や脊柱管狭窄症になってもおかしくないと思いました。痛みの対処法に毎週マッサージに通われている先のマッサージセラピストの方のご紹介でした。

最初に体に触った時、なんということでしょう？　申し訳ありませんが、人間の体とは思えないほど硬いのです。このクライアントの夢は、長年の腰と背中の痛みから解放されること、そして、立位体前屈で指を床につけるというものでした。

これまでも「無理」と思ったことは多々ありましたが、なんとか切り抜けてきました。腰の痛みと背中の痛みはなんらかの対処方法を考えられると思いましたが、立位体前屈は「今度こそ本当に無理」と思いました。

試しに立位体前屈をやっていただくと、背中の痛みもあって、指がなんと膝までしか届かないのです。両膝はもちろん曲がっています。生まれてから一度も床に指がついたことがないということで、この鋼鉄のような体でゴルフコースにほぼ毎日のように出ているとのことでした。頻繁にウェイトトレーニングもしていたということで、ご自宅にはダンベルがありました。

いつものようにまず腹式呼吸からスタートしました。しかし、大きな問題がありました。とても浅い胸式の呼吸しかできないのです。これまでも浅い呼吸で、腹式呼吸がなかなかできない人は多くいましたが、ここまで呼吸が浅い人ははじめてでした。

じっくりと呼吸をすることが得意ではない方のようで、おそらく何万回という腹式呼吸の宿題はこの方にとって難しく、きっと時間が掛かるだろうと思いました。

まずは、私の理論を押しつけるのではなく、この方の得意なことについてお話を聞くという形から入り、一時間の指導の半分は会話に費やしました。

得意なゴルフのお話をお聞きしたところ、この方はクラブを全く握ったことのない私に、スイングを指導してくださいました。こんな時間を通して、徐々にお互いのことがわかり、私のトレーニング法も信頼していただけたのかもしれません。

ある日、「稲葉さん、見て見て」と言われました。「腹式呼吸ってこうするの？」と。どうやら、何万回の宿題をしっかりと行っていたのです。

「それです、それです。じゃあ、もっとお腹に空気を入れて」と私は続けて言いました。

ここで、やっとコアヌードルのトレーニングに移行できたのです。胸椎の後弯が強く、俗にいう猫背であり、これが胸椎の痛みを起こしていることは間違いないと思いました。ここからまず改善しないと立位体前屈時には胸椎後弯を強めるだけになってしまいます。胸椎の動きがないために、腰椎を捻って、ゴルフスイングしていることは明らかでした。ストレッチをしたくても、体に酸素が入らず苦戦していましたが、ようやく深い呼吸ができるようになり、それに併せてコアヌードル上でのトレーニングを行いました。

一か月ほど経過して、改めて姿勢のチェックを行ったところ、胸椎の強い後弯が治まっていました。それに伴い背中の痛みと腰の痛みがやわらいでいったのです。

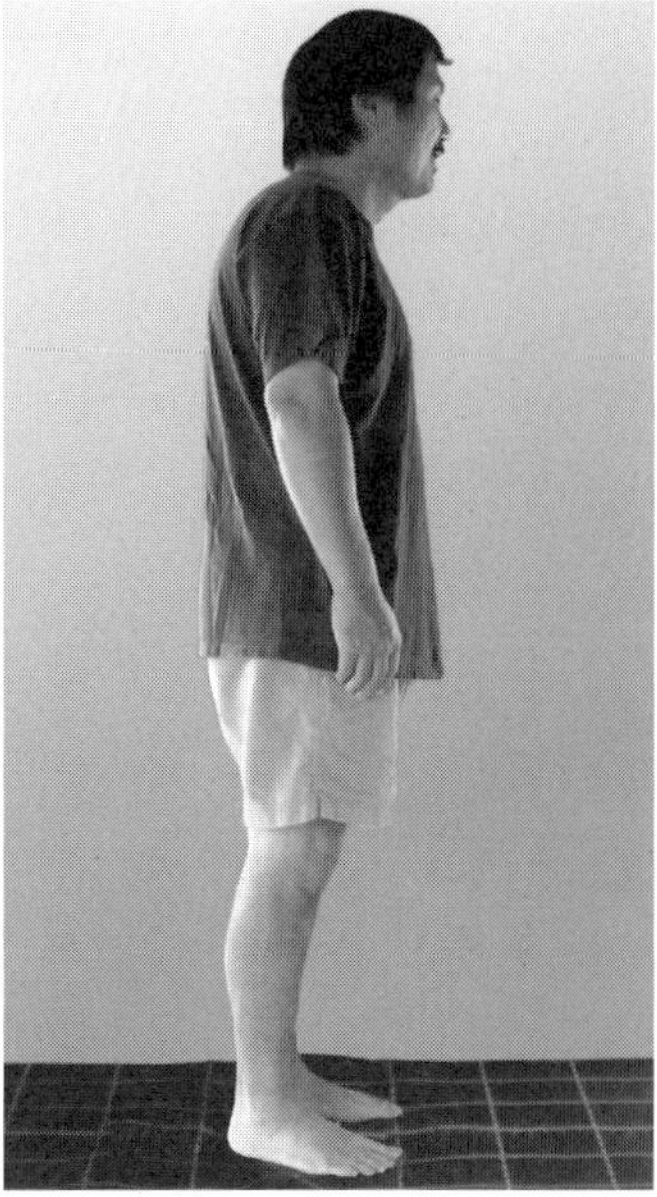
トレーニング前。

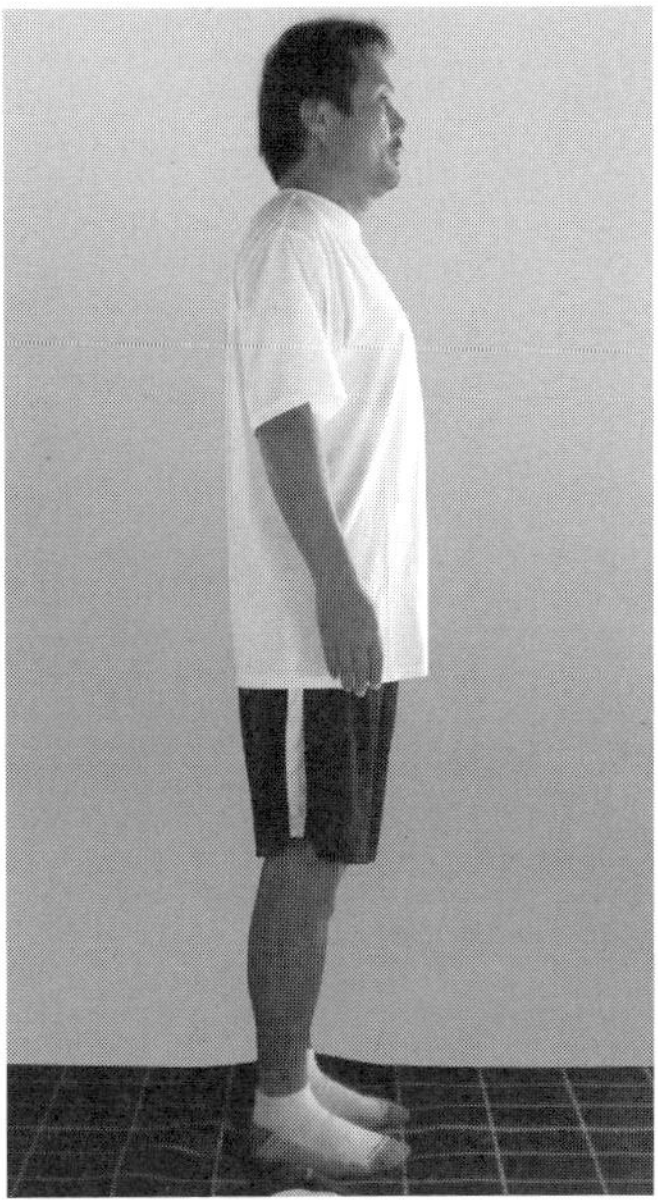
トレーニング後。

　ここからやっと本人の夢である「立位体前屈で床に指がつく」ためのトレーニングがはじまりました。

　背中や腰の痛みについては、最初からある程度の軽減はできると自信がありましたが、この夢に対しては、可能性はゼロと当初は全く期待していませんでした。しかも、ようやく胸椎の後弯が小さくなっているのに、ここで前屈をすると、曲げやすいところを使って前屈しようとしてしまいます。そこで、前屈の可能性を高める要因の二つを重点的にトレーニングすることにしました。一つはハムストリングスと臀部の柔軟性です。もう一つはニュートラルポジションからの股関節の屈曲でした。

改めてマッサージセラピストが私にこの方を紹介した意味が痛いほどわかりました。筋肉が鋼のように硬いことは最初にわかっていましたが、加えてハムストリングスと臀部の硬さは超一級品です。私がマッサージするとしたら、絶対お断りしたいほどでした。呼吸法で少しは酸素が体に回るようになっているとはいえ、硬いものは硬いのです。じつは、やっぱり無理だなと私には諦めもありました。

しばらくは試行錯誤でした。私の仕事のモットーは「最善・最短（もう最短ではありませんでしたが）の方法に導き出す」です。そこで、有酸素運動を取り入れてもらいたくて、毎日少しで良いのでウォーキングをしてストレッチをしてくださいと伝えました。すると、その翌週には家のなかにトレッドミルが用意されていました。山の頂上にあるお宅でしたので、外のウォーキングは厳しかったのでしょう。

最初は十分間すらトレッドミルの上で歩けませんでした。無酸素で歩くので、すぐにふくらはぎがパンパンになってしまうのです。この人はもしかしたら、赤筋（有酸素運動による脂肪燃焼に深く関係している筋肉）がないのでは、と思ったこともありました。

コアヌードルは万能なツールと言いたいところです。しかし、このクライアントにはもっと何か負荷を掛けないと柔軟性が増さないのではないかと思案していたところ、何かのコンベンションでサスペンショントレーニングを見る機会がありました。サスペンショントレーニングは、天井などからバンド状のものを吊るし、それに手を掛けたり、足を掛けたりしてストレッチなどを行うトレーニング器具です。このサスペンションを使って、自体重を掛けるとうまくいくのではと思い、カタログをお見せしたところ、早速購入して自宅の天井の梁に取り付けられたのです。

このサスペンションでのストレッチは功を奏し、少しずつハムストリングスと臀部の柔軟性が増し、股関節の可動域が改善されていきました。こうして、しばらくしたある日の朝、このクライアントは立位での体前屈で指を床につけることができたのです。

これまでさまざまな方々の笑顔を見させていただきましたが、この時は私が笑顔でした。このクライアントから私は、トレーニングをコツコツ行う大切さを再認識させられました。それ以上に、「人間ってすごい、不可能ってことはないんだ」ということを教えていただきました。

腰痛を患う方々の多くは、もう治らないと諦められている方がとても多いと感じています。特に絡み合った問題が多ければ多いほど、腰の再生には時間が掛かる場合が多いものです。しかし、治したいという気持ちは道を開きます。諦めずにコツコツ行うこと、これは本当に大事なことではないでしょうか。

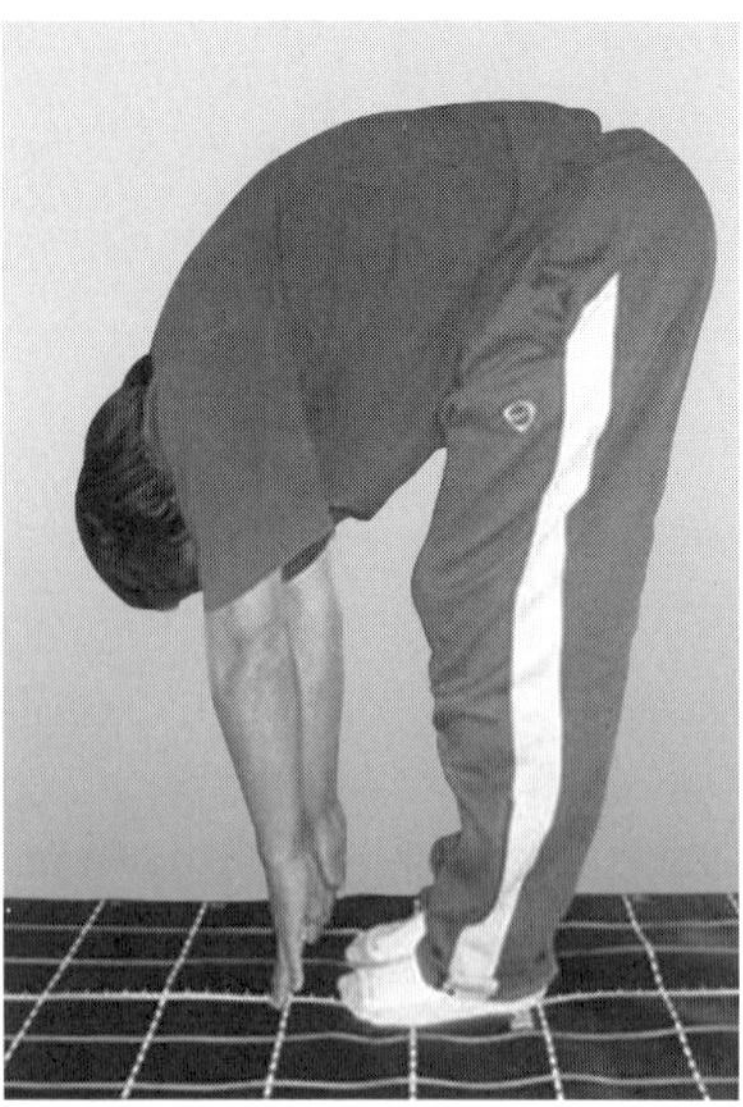
体前屈で床に指がついた。

理学療法士へバトンを渡す

この時まで、幾度の大ピンチもなんとかしのぎ、熱心なクライアントの皆様のおかげで結果を出し続けることができていました。

しかし、クライアントの願いに添えなかった出会いもありました。

その方は六十歳前、その時までに腰の手術を五回されていて、両下腿がほぼ麻痺している状態でした。ご自身でも何の手術をしたか覚えていないくらい繰り返し手術を行ってきたようでした。ボルトで何か所かとめているようでしたので、おそらく腰椎が不安定な状態であったのでしょう。

腰痛のトレーニング指導はこれまでかなり行ってきましたが、今思い返してもこのクライアントが最悪の状態でした。しかし、これまで「無理、無理」と思ったことも、なんとかクライアントの努力のおかげでしのいできていたので、この時も「なんとかできるかもしれない」と思い、お受けしました。

このクライアントはこれまでのどのクライアントよりも、そう、あのゴルフ大好きの方よりも、もっと熱心にトレーニングに取り組もうとされました。

大手製薬会社の副社長をなさっていて、世界中にある工場、支社を回り続けておられました。普段はほぼ車いすを使われていますが、社員の前では、車いすを使わずに補助具を両足にはめ込んで歩いておられるのでした。

製薬会社であるということからでしょうか。元気な姿を見せなければならないという使命感を持っておられました。とても強いモチベーションをお持ちで、一筋の希望を見出したくて、きっとトレーニングを受けることを申し出られたのだと思います。が、腰が云々の前に、もう下腿の神経の反応がほぼなく、整形外科的に不可能でした。この状態も最近はじまったわけではなく、数年間続いていたのです。それでも、できないとはお答えできませんでした。

私にできることは、まだ生きている筋肉を見つけ、その筋肉をなんとか死んでしまったほかの筋肉の代わりができるまで強化することでした。

お会いするたびに、「Muscle《マッスル》 Stimulator《スティミュレーター》」という筋再教育のためにアメリカから持参した機器を使い、下腿の一つひとつの筋肉の筋腹に電極をつけて筋反応を調べました。しかし、電流をどんなに強くしてもほぼ筋反応がない状態であることが判明してしまった時、このクライアントの抱える問題の大きさに愕然としました。Muscle Stimulator の性質上、表面の筋肉と深層部の筋肉までは細かく分離することは難しく、また、足の腱状になっている細かい筋肉までは電極をつけられないので、解剖学の教科書に沿って手作業で、生きている、使える筋肉を探りました。人間の下腿には、筋肉は三十近くあり、脊柱から下腿に向かっている神経は覚えきれないほど多く、そして、細かい神経経路に分かれます。そこで、特に坐骨神経から枝分かれしている神経に沿い、探っていったところ、足の親指以外の屈曲筋に少し力が入ることに気づきました。

足指を屈曲させる筋肉は二層あり、この力の入る屈曲筋と同じ働きを持つふくらはぎからはじまるもう一層の筋肉に Muscle Stimulator の電極を取り付け、ふくらはぎの筋の収縮時に足の指も屈曲してもらうという方法で、使える筋の筋強化を図ろうとしたのです。

当時の私はマウントサックの長期休暇の時に日本に来ていました。このクライアントに必要なことは、数か月に一度しかできないトレーニングではなく、少なくとも週三回は筋の刺激を行うことでした。もともと、お仕事が大変忙しく、腰の手術を何度も受けられましたが、腰のリハビリにほとんど時間を費やされていなかったのです。このようなワーストな状態になって、はじめて本格的にリハビリを行うということになってしまったわけです。腰痛の通常のトレーニングであれば、ご家族などの協力で有効な場合が多いですが、このクライアントの場合、医療行為も含まれますので、理学療法士でないとお役には立てないと思いました。そこで、理学療法士の指導を受けることをお勧めしたのです。

このあとにも、数人、腰になんらかの手術を複数回繰り返されているクライアントに遭遇しましたが、概して皆さん多忙で、リハビリをしっかりと受けられていない傾向があると思いました。少しの時間をリハビリに費やすことで、その後の腰、もっと言えば、体の塩梅《あんばい》が変わることになると思うのです。

このクライアントとの出会いで、いくつかの問題点を感じるようになりました。一つは、やはり、なぜこんな状態になるまで放ってあったのだろうということです。

手術を繰り返される方は、間違った体の使い方を続けていることが多いのです。負担の掛かる使い方を改善しなければ、何度でも同じ問題が腰に起こるわけです。その繰り返しで、最終的にQOL《キューオーエル》（quality of life：クオリティーオブライフ）が大きく低下してしまいます。

体の使い方の改善を指導してくれる場所は多くあります。腰痛を繰り返される方は、そのような指導を受けることを強くお勧めします。

次に、なぜ腰痛の発症前の定期検診がないのかということです。健康診断やがん検診など、内科的なものには予防のために検診があります。しかし、腰痛に関しては、必ず腰痛を起こしてからどうにかするというのが現状です。

加齢とともに背骨は変形し、多かれ少なかれ五十歳を超えるとなんらかの変形が起こります。しかし、痛みやしびれ、歩行障害などの問題が発生する人と、そうでない人がいます。

たとえ腰痛を発症していなくても、背骨の検診などを定期的に行っていれば、将来、脊柱管狭窄症などの発症リスクを抑えることができるのではないかと考えます。

健康診断で、中性脂肪の数値が悪いと、揚げものは控えようとします。健康値と比較することによってショックを受け、注意しようと考えるわけです。

腰痛の場合、数値というよりもレントゲン写真などを定期的に撮って、脊柱の状態を把握しておくこと。そして腰痛を起こしやすいと注意される姿勢は気をつけようと心がけることによって、改善されるのではないかと思います。

「予防医学」という言葉も聞きなれてきました。「病気になりにくい心身をつくり、健康を維持すること」ですが、そのためにも健康診断の項目に立位のレントゲン写真を加えてほしいと思います。

地域の整形外科では診療を待つ患者さんが多いと聞きます。医療費の削減のためにも、健康寿命のためにも、考えていただきたいことです。

結びにかえて

二〇一六年の春から、週に一度、東京都港区お台場の高齢者の皆さんに座位でのバレーボール指導を行っています。バレーボールといっても、経験者からするとかなり物足りないものですが、参加者の皆さんは、真剣に新しいことを学ぼうとされています。そんな皆さんは、人生において本当に学ぶべきことが多い先輩方です。この先輩方の口癖は、「動かなきゃ、ダメになる」です。自分で健

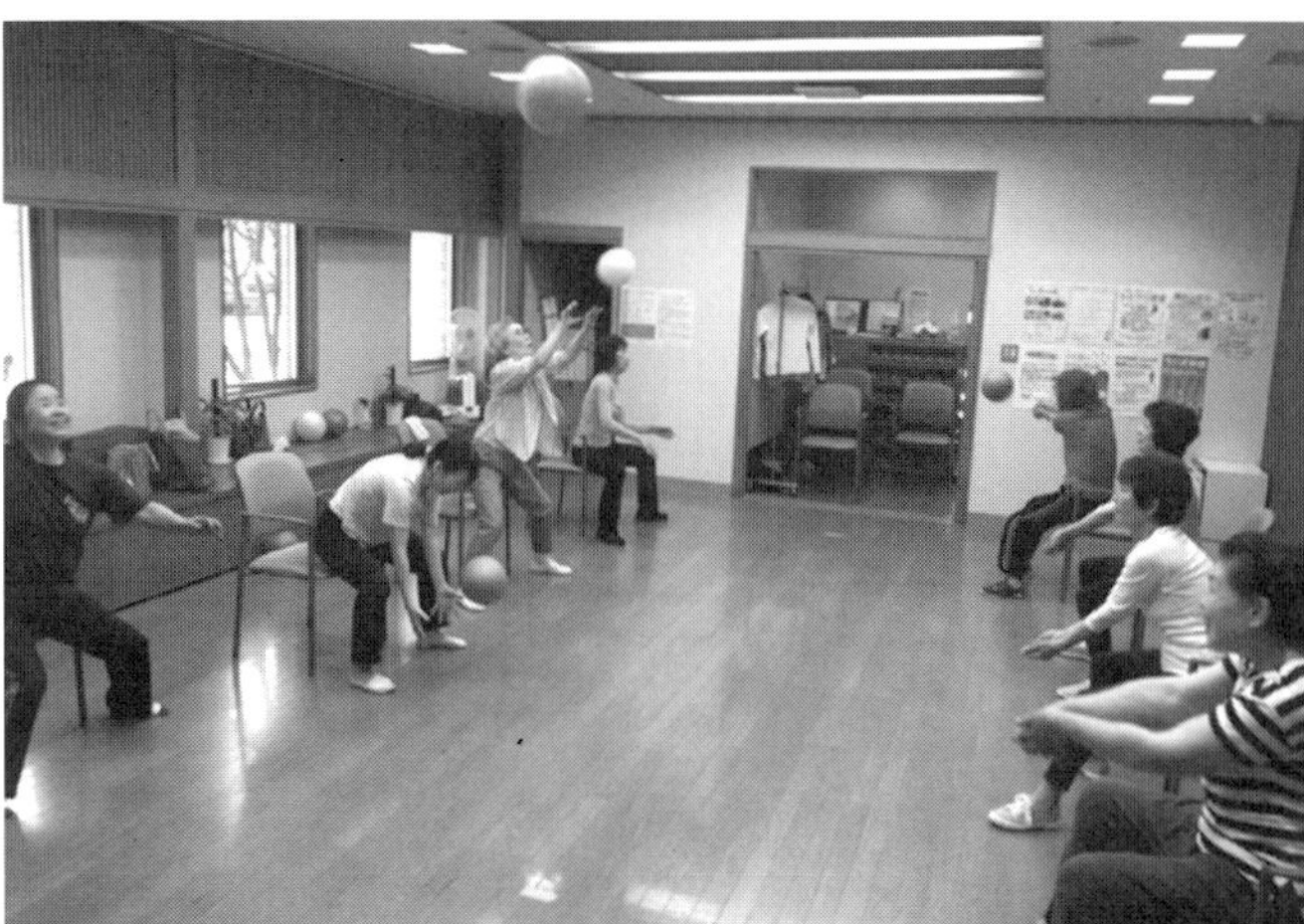

バレーボールをするお台場の高齢者運動教室。

康な体をつくろうとしているところ、誰かに健康にしてもらおうとは思っていない姿勢は、見習わなければなりません。

これから、高齢者に加えて、ゲームに熱中している姿勢の悪い子供たち、電車で足を広げて腰をだらっとさせて座っている学生、誤ったフォームで練習を繰り返しているアスリート、座りっぱなしの仕事の会社員等々、脊柱管狭窄症の予備軍はどんどん増えていくに違いありません。なかでも特に心配なのは、私と同年代の五十歳台、それと四十歳台の人たちで、自分の健康管理を気にしながらも、私を含め忙しさにかまけてしまっている人がとても多いと感じています。

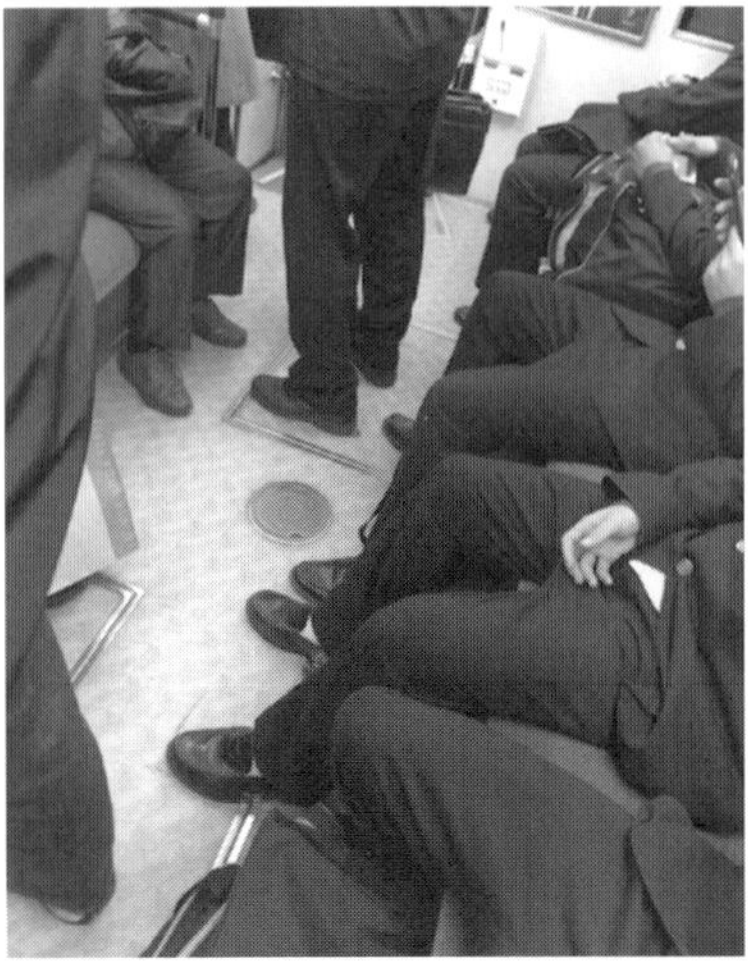

腰をだらっとさせて座っている電車内の学生。

この結びを書いている時に、世界的なミュージシャンで、米国に在住している時にご縁があった方が、頸椎の脊柱管狭窄症で手術を受けるということを聞きました。頚椎の状態がかなり悪いのは知っていたので、心配をしていたところでした。「忙しい」ということだけでなく、日本人は何事にも完璧を求め過ぎるところがあります。この方も同様に、いつも完璧を求める人で、練習はトップアスリートなみでしたから、若くして脊柱管狭窄症になることは予期できたことです。多忙+完璧主義、このコンビネーションは体になんらかの問題を起こすリスクがとても高いと感じています。

また、私が理学療法士へバトンを渡すことになってしまった方のことをいつも思い出します。あの方も四十代、五十代のたいそう忙しい時に手術を何度も受けられましたが、その後リハビリをしっかり行う時間もなく、世界じゅうを飛び回っておられたようです。あの時に何かできることがあったはずだと思うのです。

皆さん、本当にお忙しいとは思いますが、「忙しい」という理由で何もしないのは、自分の体を粗末にしている言い訳となってしまいます。そのつけは、当事者である自分はもちろんのこと、家族や親戚、地域のコミュニティー、社会全体、ひいては子供たち、孫たちの世代に及びます。

日本の健康保険制度は、既往症があるからといって加入を拒否されたり、月額の基本料金が跳ね上がることもありません。もしアメリカのように、既往症によって健康保険への加入が拒否されたり、金額が跳ね上がるようになったらどうしますか？　国が医療費削減を行い、個人負担が何倍にも増えたらどうしますか？　子供や若者の世代はもとより、私の世代にそんな状況がすぐそこに迫っているのです。将来のために、金銭を蓄えると同時に、健康の蓄えをはじめてみてはどうでしょう。

その第一歩として、腰においては、腹

●日本における医療費の推移

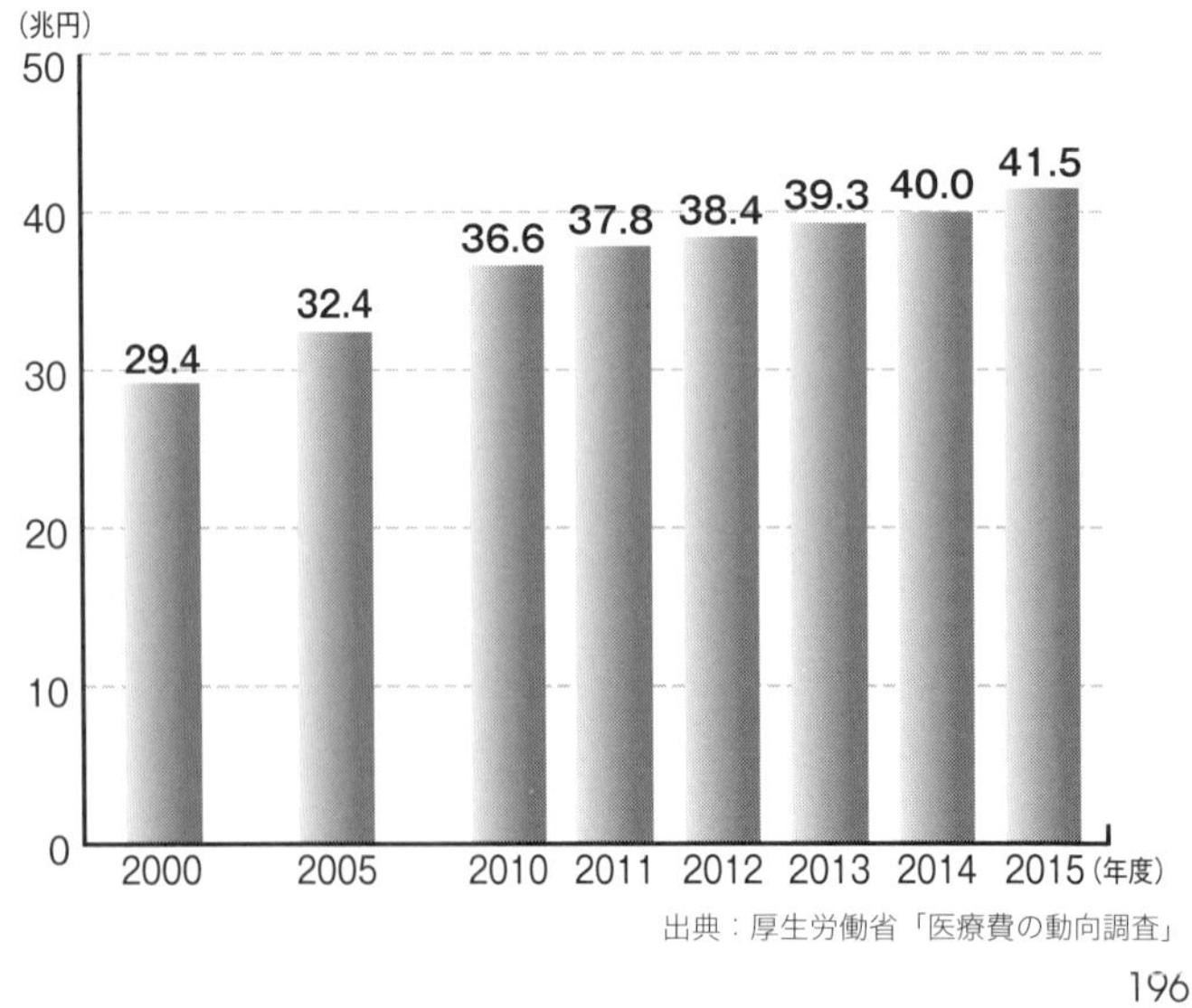

出典：厚生労働省「医療費の動向調査」

式呼吸からはじめてみませんか。スマホを見る時間を少し減らし、大きくゆっくり呼吸し、背骨を支える筋肉をスイッチＯＮするのです。

「腰痛予防」や「腰痛緩和」という言葉はよく聞きますが、私は敢えて「腰再生」という表現をしています。今から三十年後の私が、お台場の先輩のように元気に動けるのかと考えた時、単なる緩和や予防では腰痛を繰り返し、きっと介護の方の手を煩《わずら》わせる超大きなおばあさんになると思ったからです。今日の日本の女性の平均寿命は八十七歳を上回りました。しかし、健康で元気に歩き回れる、仲間とともに運動できる、そんな生活を目指すためには、腰痛経験者は腰を再生しておかなければならないのです。再生といっても、トカゲのしっぽが新しく生えてくるように、新しい腰骨に変われるわけではありません。「腰再生」とは、体に正しい使い方を再教育し、「Reborn」する（生まれかわらせる）ことなのです。

最後に、道案内人として、現在、脊柱管狭窄症を含めた慢性腰痛でお困りの人に伝えたいこと、それは「急がば回れ」ということです。腰の再生は決して簡単ではありません。しかし、至ってシンプルです。地味ですが、確実にコツコツと積み重

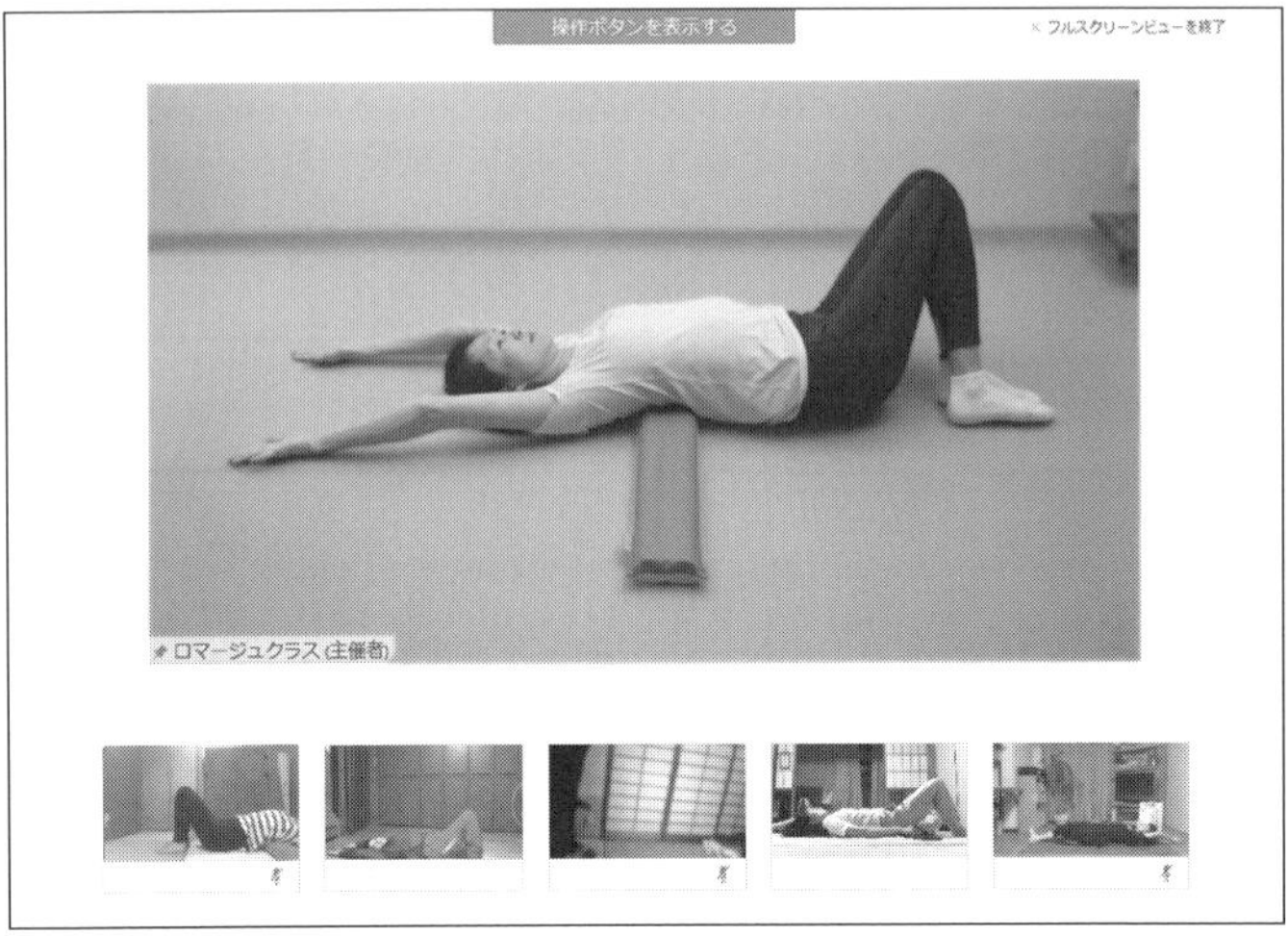

ウェブカメラを活用し、仲間と週２回ウェブ上で一緒に運動。

ねることが大切です。本書では、腰再生には五つのステップを必要としました。五つもあるの？　と思われるかもしれません。ほとんどの指導書が「××だけ」としているのに対して、敢えて五つのステップとしました。私もかつては、コアヌードルの紹介に「寝るだけ」としたことがありました。しかし、これだと腰痛の根本からの解決にはならないと感じ、矛盾していることに気づいたのです。慢性腰痛はさまざまな要因が絡んで起きているのです。「××だけ」で腰再生ができるようであれば、日本人の二千八百万人もが腰痛に苦しんではいません。少し時間は掛かるかもしれませんが、じっくりと自分の腰に向き合い、一つひとつのステップを確実に行ってください。スタートはまず、何万回もの腹式呼吸からです。

腰痛はもう治らないと思われている方々、よくわかります。特に手術が必要と言われれば、もうだめだと思ってしまって当然です。しかし、腰痛の改善が、なかなか良い方向に進まないのは、腰痛にはそれだけ複数の要因が絡んでいるということです。その一つひとつの絡んでいる糸をほどいていく作業に時間が掛かっているだけだと、プラスに考えていただくことを願っています。

稲葉茂勝さんから「脊柱管狭窄症」について本を書いてみませんか、とご提案いただいた時に、整形外科医でも治療家でもない私は、何をお伝えすべきか悩みました。稲葉さんは納得のいくものをゆっくりと書けば良いとおっしゃいました。じつは十五年ほど前にも一度、国立大学の教授から何か本を一緒につくらないかというお話がありました。当時、自身の「腰痛」から脱却できたこともあり、「腰痛」に関しての本を書いてみたいと伝えたところ、その教授は「腰痛の本は五万とあって、それに敢えて挑むのは大変でしょう?」と言われた経緯から、あの時にはチャレンジしませんでした。

これまでの私は、想定もしなかったことに知らず知らずにチャレンジしてきました。向こう見ず過ぎるチャレンジも多々あり、その結果はいつも成功とは限らず、多くの失敗がありました。それでも、チャレンジすることで、新しい一歩を踏み出せたように思います。脊柱管狭窄症をはじめとする慢性腰痛でお困りの皆さんが、この本を通して健康を取り戻すためにチャレンジされることにつながれば、こんなに嬉しいことはありません。

自分史を踏まえた執筆は想像以上にエネルギーのいるものでした。しかし、はじめて自らの半生をしっかりと振り返ることができました。改めて、ご指導いただいたバレーボールチームの監督、コーチ、先輩、学校の先生、ヘッドトレーナー、そして家族、友人、チームメイトなど、多くの方々のお導きがあったからこそ今があることを気づかせていただきました。心からの感謝をお伝えしたいと思います。

「ありがとうございました。そしてこれからもよろしくお願い致します。」

次のページからは、腰再生プログラムを紹介します。

腰再生プログラム

寝て整える「背骨の生理弯曲」

腰再生の第一歩は、体の力を抜くこと。
目指すはリラックスした自然な姿勢です。

やり方

❶ コアヌードルの上に真っ直ぐ、大の字か介の字で仰向けに休む。
❷ 肩の力を抜き、鼻から大きく息を吸って、口からゆっくり吐く。
❸ コアヌードルに体が沈み込むイメージで行う。

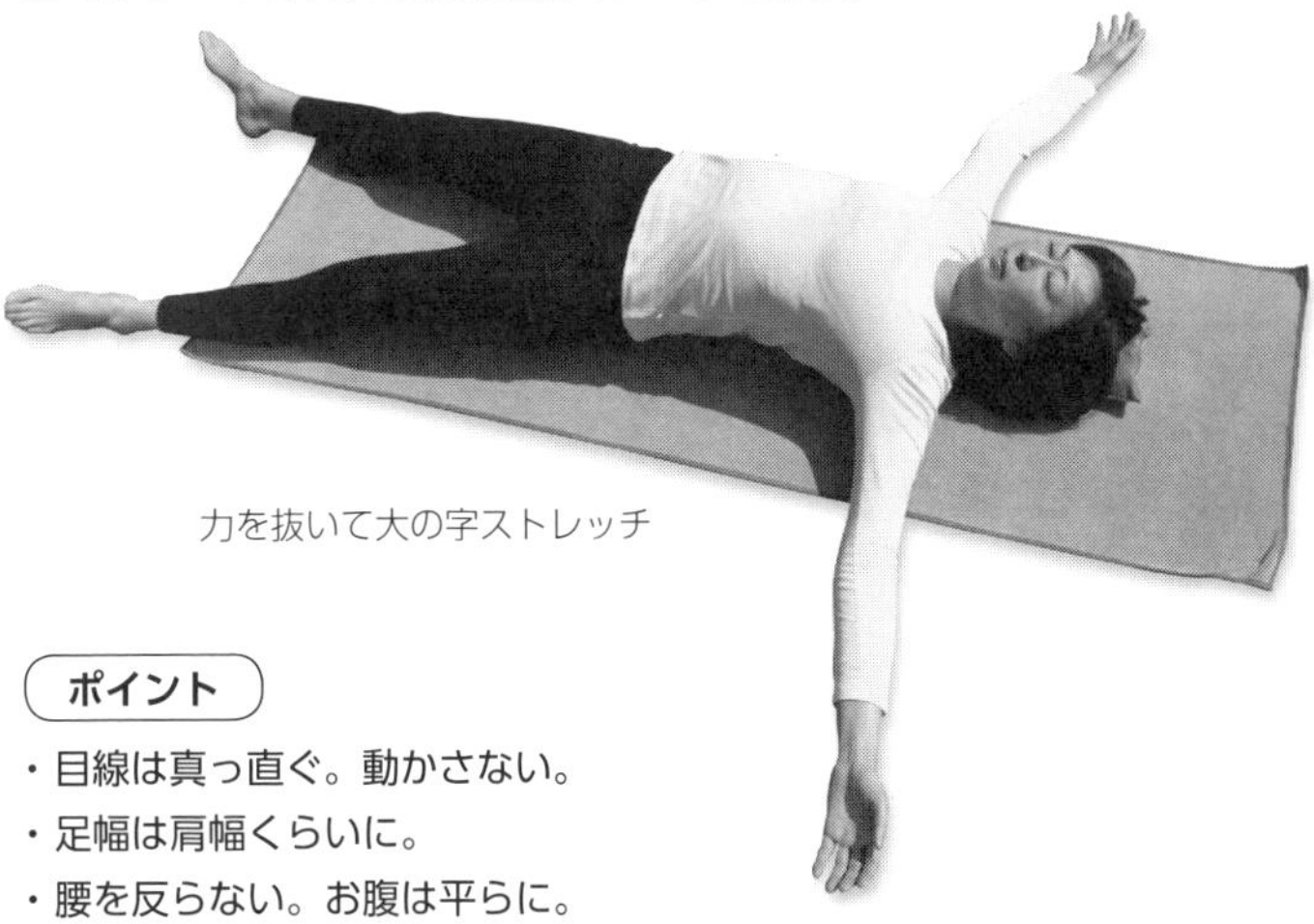

力を抜いて大の字ストレッチ

ポイント

- 目線は真っ直ぐ。動かさない。
- 足幅は肩幅くらいに。
- 腰を反らない。お腹は平らに。
  腰に反りや違和感がある場合は、膝を立てて行う。

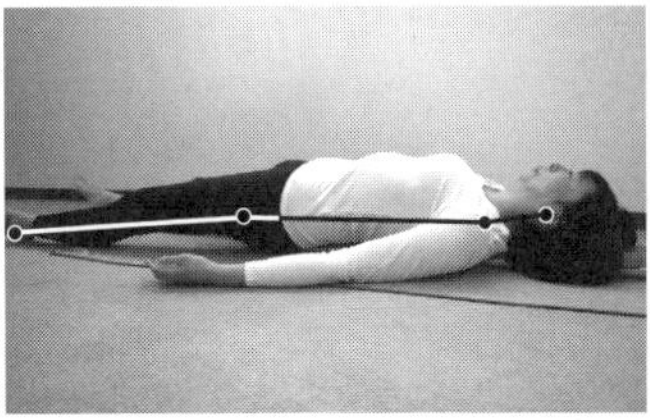

腰に反りがない自然な姿勢が理想。

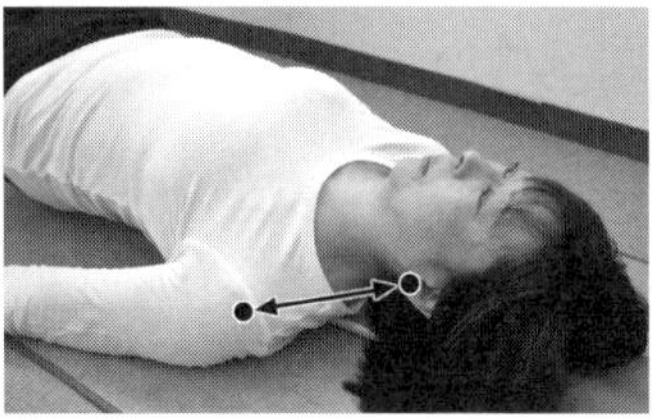

耳⟷肩のラインが広がり、リラックス

背骨を支える筋肉を、スイッチONに

腰痛でシャットダウンされた筋肉を再教育し、
「繰り返し腰痛」から卒業しましょう。

やり方 **腹横筋へのアプローチ**

❶ コアヌードルの上に両膝を立てて仰向けに休み、ボール（またはペットボトル）をお腹の上にのせる。
❷ ボールが動かないように、片膝を曲げたまま、もう一方の脚をテーブルトップ（股関節90度・膝90度の位置）までゆっくり持ち上げる。
❸ ゆっくりと元の位置に戻す。左右繰り返す。

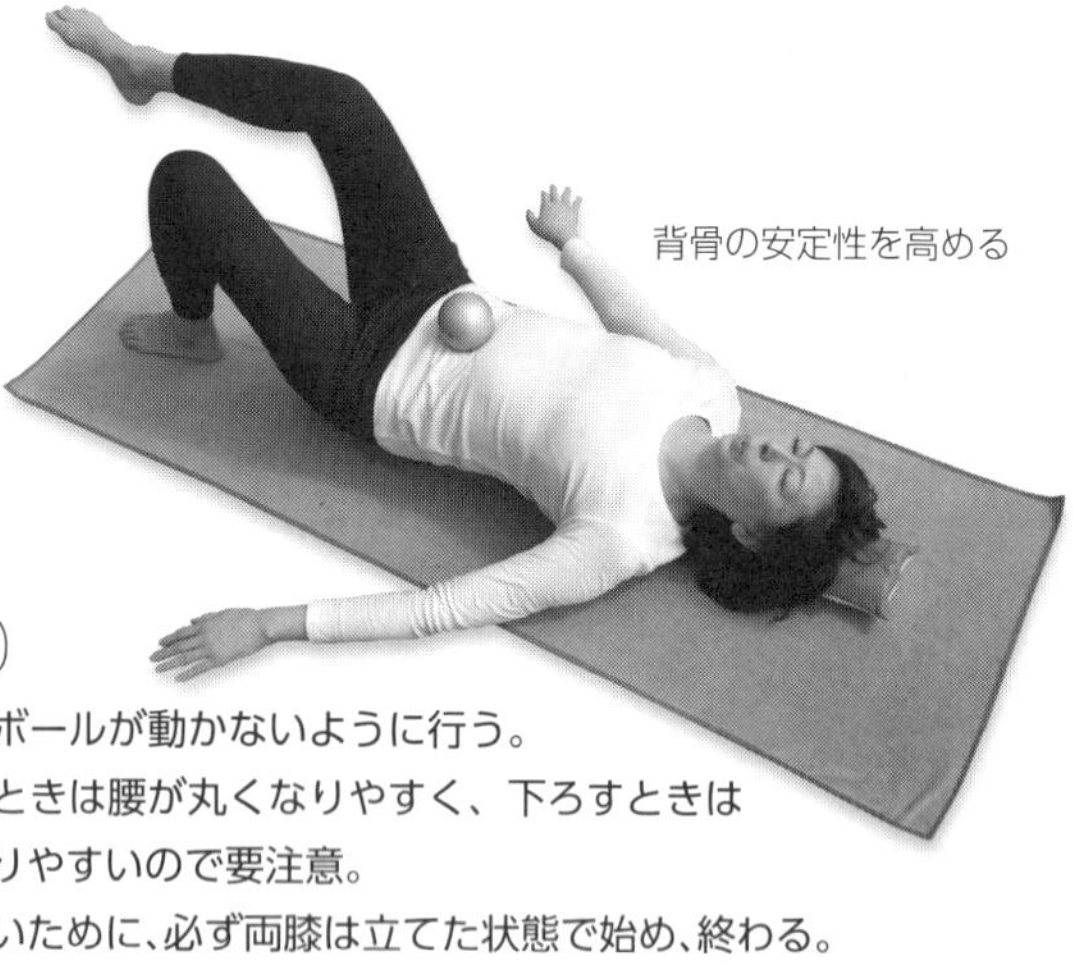

背骨の安定性を高める

ポイント

・お腹の上のボールが動かないように行う。
・脚を上げるときは腰が丸くなりやすく、下ろすときは反り腰になりやすいので要注意。
・腰を反らないために、必ず両膝は立てた状態で始め、終わる。
・かかと、つま先、膝は左右にブレないよう一直線上に。

背骨を直接支える多裂筋へのアプローチ

❶ 両膝を立てた状態から、両手を「前に習え」。
❷ 片脚ずつテーブルトップまで上げて両脚を付ける。
❸ おへそをコアヌードルに引き寄せ、ゆっくりと片手だけを真横に床近くまで倒し、もとの位置に戻す。左右繰り返す。

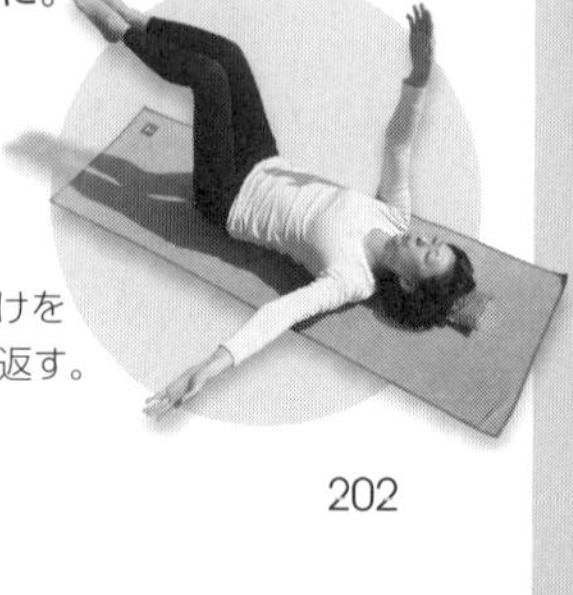

股関節と胸椎を動きやすく

解剖学上、腰は捻ること、後ろに反ることが不得意。
体を捻ること、反らすことは、股関節と胸椎の仕事です。

やり方　**股関節へのアプローチ**

❶ コアヌードルを、仙骨の下に横に置いて仰向けになる。
❷ 仙骨をコアヌードルに押し当てたまま、片脚のもも裏を抱えて、ゆっくりと息を吐きながら体に引き寄せる。点線部分をストレッチ。
❸ ゆっくりと元の位置に戻し、反対の脚を抱えて同様に行う。

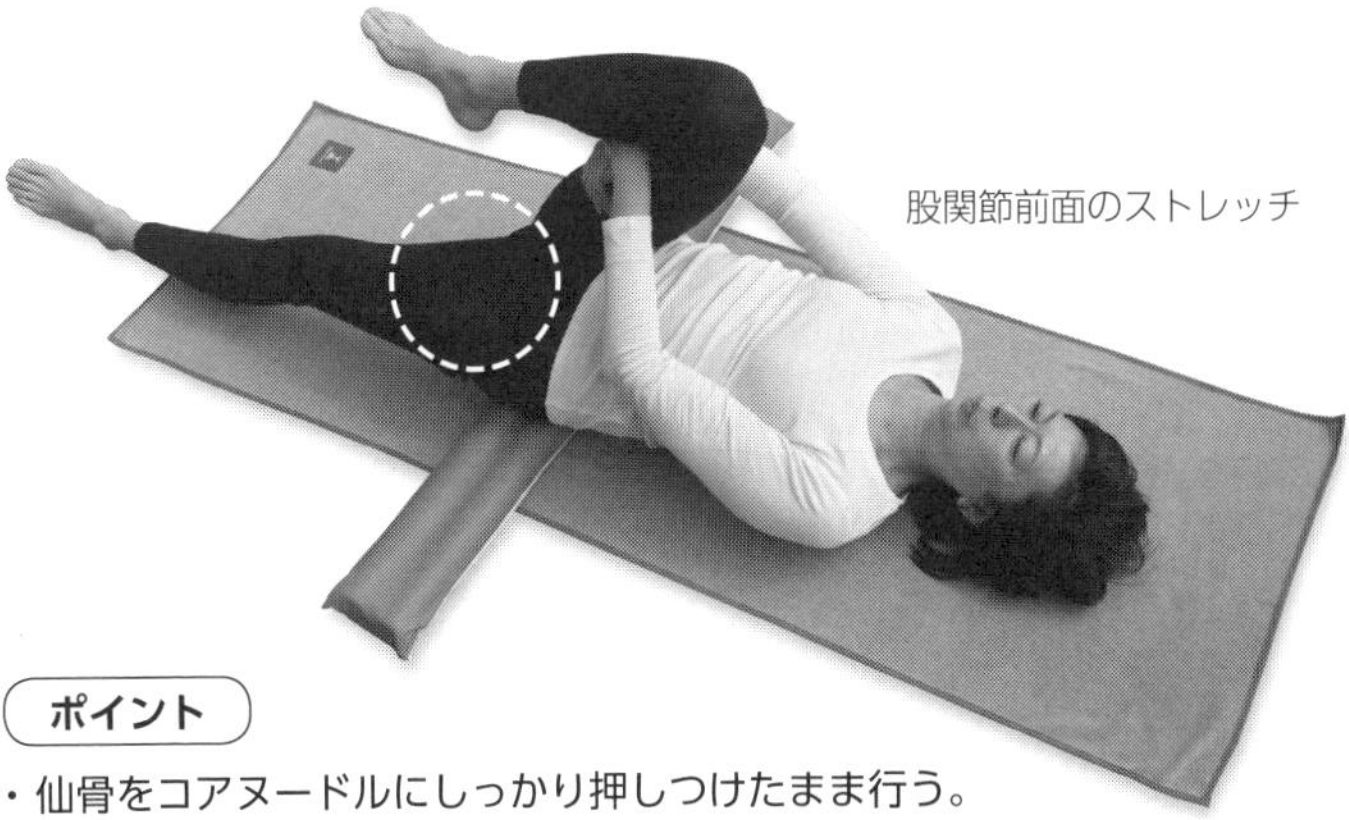

股関節前面のストレッチ

ポイント

・仙骨をコアヌードルにしっかり押しつけたまま行う。
・片脚を引き寄せている時、伸ばしているほうの脚は宙に浮かないように。
・動作中、腰が落ちたり、反ったりしない。
・左右で差がないか確認をする。

胸椎へのアプローチ

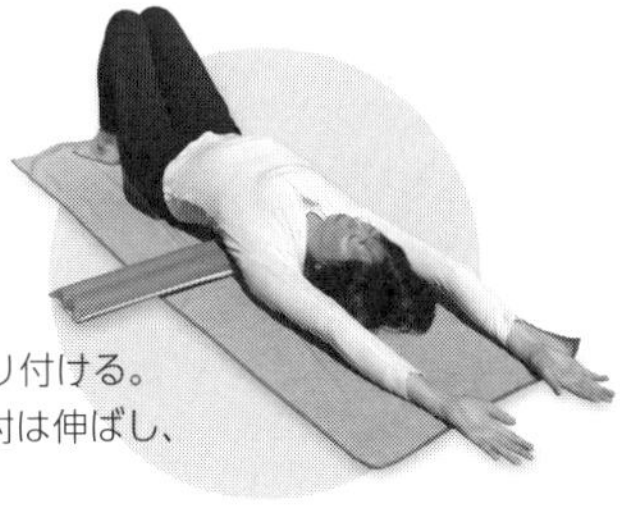

❶ コアヌードルを両脇の下あたりに横向きに置き、その上に休む。
❷ 両膝を曲げた状態で、左右の膝と足をぴったり付ける。
❸ 腰を反らずに、両手をゆっくりとバンザイ。肘は伸ばし、両腕は耳に近づける。

背骨のGPSセンサーの機能回復

腰痛によって機能不全を起こしている背骨のGPSセンサー（空間知覚）の再教育で、「繰り返し腰痛」から卒業しましょう。

やり方

❶ コアヌードルの上に仰向けに休み、ボールをお腹の上にのせる。
❷ 腰を反らさないように両脚をゆっくりと伸ばして、両足をぴったり付ける。
❸ お腹の上のボールに集中し、体の中心を意識する。
❹ 可能であれば、両手を胸の上でクロスして組む。

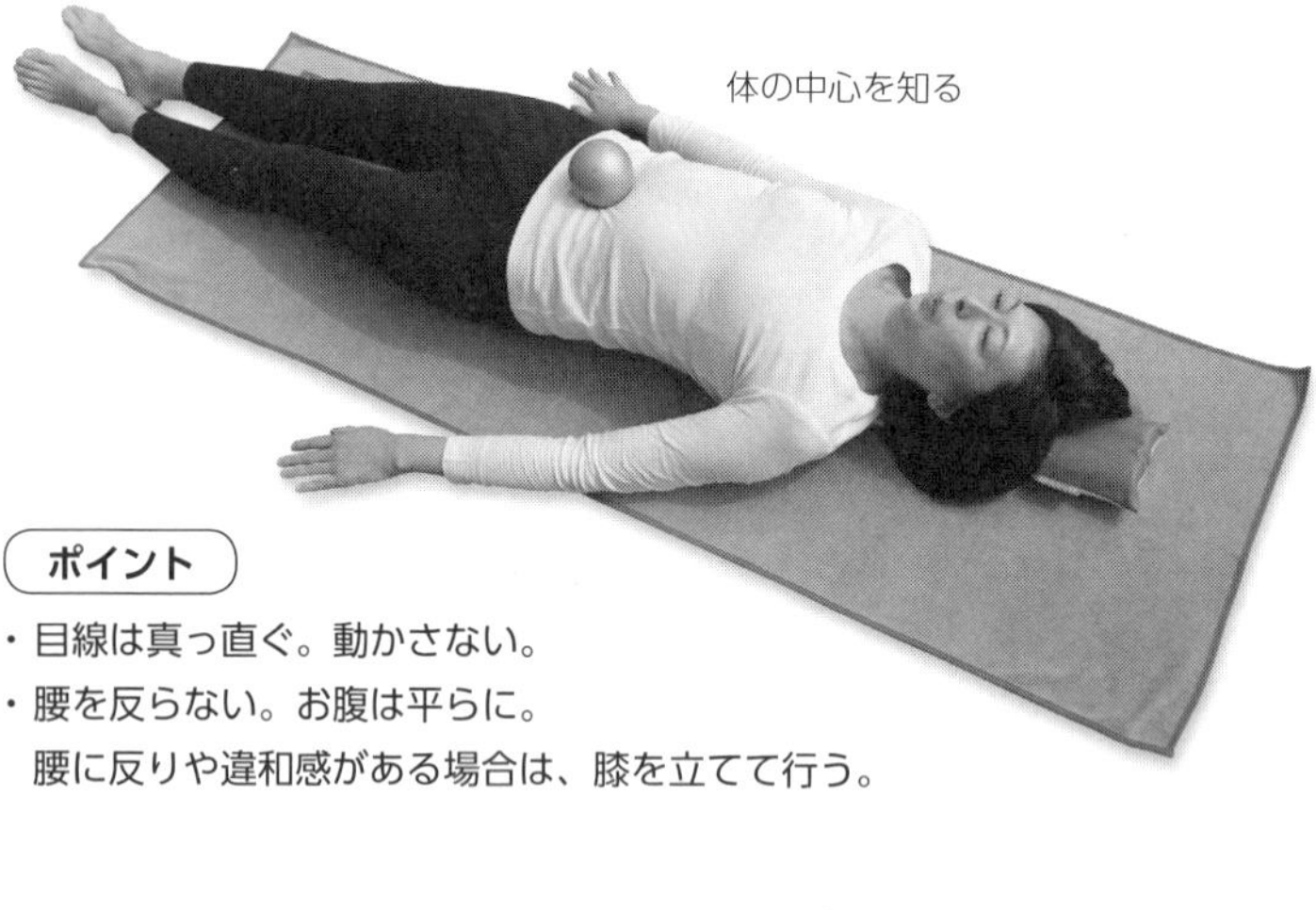

体の中心を知る

ポイント

・目線は真っ直ぐ。動かさない。
・腰を反らない。お腹は平らに。
　腰に反りや違和感がある場合は、膝を立てて行う。

別のやり方

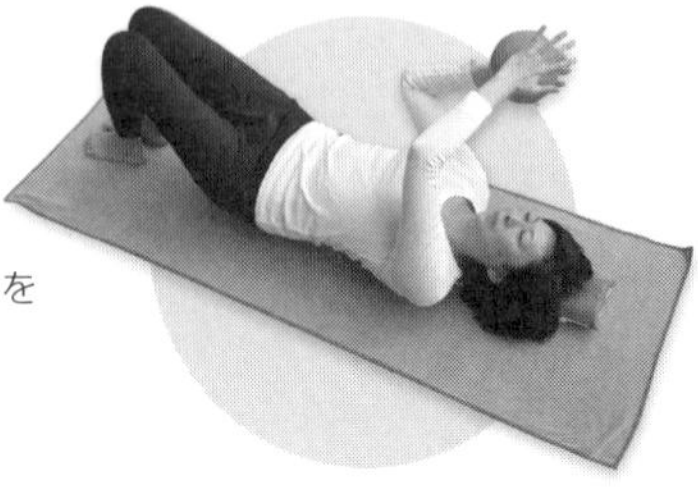

❶ 両膝を曲げた状態で、左右の膝と足をぴったりと付ける。
❷ おへそをコアヌードルに引き寄せ、ボールをさまざまな位置に動かして、両手で押す。
❸ 両膝は常に真上。左右に倒さない。

筋膜を整える

慢性腰痛は、腰が発端とは限りません。全身を覆う筋膜を整えて、あちこちの痛みから体を解放しましょう。

やり方

❶ コアヌードルを仙骨の下に横に置いて、両膝を立てて仰向けに休む。
❷ 仙骨をコアヌードルに押し当てたまま、片脚のもも裏を抱えて持ち上げる。
❸ 抱えてきた脚の膝裏を、息を吐きながらじわっと伸ばす。
❹ ゆっくりと元の位置に戻し、反対の脚を抱えて同様に行う。

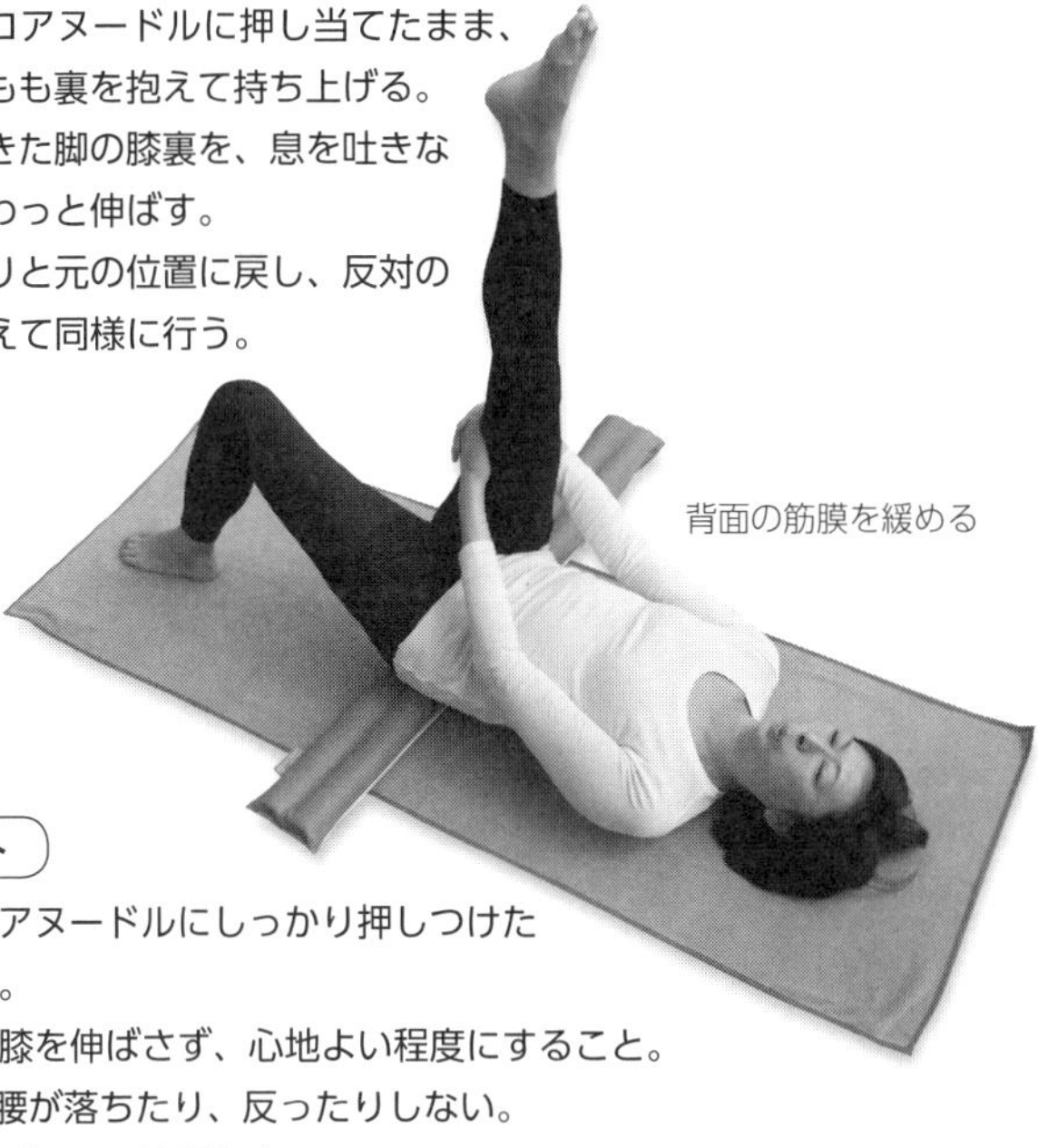

背面の筋膜を緩める

ポイント

・仙骨をコアヌードルにしっかり押しつけたまま行う。
・無理して膝を伸ばさず、心地よい程度にすること。
・動作中、腰が落ちたり、反ったりしない。
・左右で差がないか確認をする。

別のやり方

❶ コアヌードルを両脇の下あたりに横向きに置き、その上に休む。
❷ 腰を反らずに両脚を軽く付け、楽に背伸びする。
❸ ゆっくり呼吸を繰り返す。

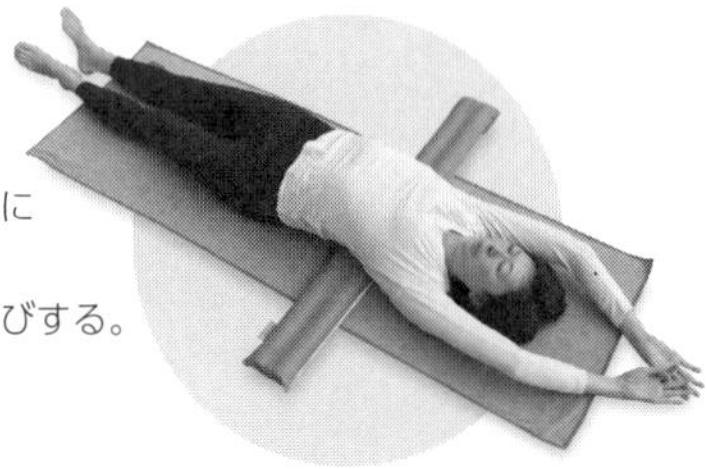

◉資料編

用語解説

※（五十音順／↓は、用語が出ている本文のページ数）

・オステオパシー（↓22、104ページ）

筋肉や骨格、神経系、循環器系、内臓などの異常を、解剖学的・生理学的な医学知識のもとに手技によって矯正することで、体が本来持つ自然治癒力・機能を回復させ、健康に導く療法。

・カイロプラクティック（↓54、55、104ページ）

ギリシャ語で「カイロ」は手、「プラクティック」は「技術」を表す。薬や手術ではなく、手技により主に脊椎やその他の身体部位の歪みを調整することで、身体の組織や器官の異常を治す療法。

・間欠跛行（↓2、3、7、70、72、74、76、77、78、79、144、145、152、153ページ）

歩いているうちに下肢が痛んで正常に歩けなくなり、姿勢を変えたり休んだりすると痛みが取れて歩けるようになる状態。

・**関節包**（↓135ページ）

関節を袋のように包みこむ結合組織。内部では滑液《かつえき》とよばれる粘り気のある液体が分泌されていて、骨の摩擦を軽減したり、関節の動きを滑らかにする動きをしている。

・**拮抗筋**（↓130、134ページ）

互いに反対の作用を同時に行う一対の筋肉。たとえば、関節を曲げる働きをする屈筋と、関節を伸ばす働きをする伸筋。

・**股関節屈曲筋**（↓78、134ページ）

股関節の屈曲にかかわる筋肉の総称。

・**Gerontology（老年学）**（↓148ページ）

人間の老化現象を生物学、医学、社会科学、心理学など多面的、総合的に研究する学問。加齢変化を成熟の一過程として捉え、高齢者が自分の能力を発揮し、自由で健康な人生を設計できるよう、社会制度や社会基盤を超高齢社会に合わせて再構成していくことを課題としている。

・**セロトニン**（↓121ページ）

神経伝達物質のうち、ノルアドレナリン、ドーパミンと並び、体内で特に重要な役割を果たしている三大神経伝達物質の一つ。

・**腸腰筋**（↓78ページ）

腹部の深いところに位置し、股関節を屈曲させる動作を行う際に動く筋肉群。姿勢の保持にもかかわり、腸腰筋が縮まると骨盤が前傾する。

・**ニュートラルポジション**（↓159、163、164、167、168、176、184ページ）

解剖学的に人間が本来持っている、体に負担のない自然なアライメント（骨や関節の並び）。

・**バイオメカニクス**（↓47ページ）

生物の運動と運動に関係する構造を力学的に研究する学問。

・**腹腔圧**（↓92、120ページ）

腹腔（体壁と内臓の間の隙間）にかかる圧力のこと。

・ヘッドストレングスコーチ（↓44、63ページ）
アスリートを対象に、パフォーマンスの向上や怪我の予防を目的として筋力トレーニングを行う「ストレングスコーチ」のなかで、中心になる人。

・片麻痺（↓143ページ）
体の左右どちらかの側だけが麻痺し、思うように動かなくなること。半身不随ともよばれる。介護・医療現場では「かたまひ」という言い方もする。

・USC（南カリフォルニア大学）（↓23、43、44、63、96ページ）
全米で有名な文武に優れた大学で、オリンピックのメダリストを多く輩出しているだけでなく、メディカルスクールとしても全米トップレベル。

・リハビリ（↓21、52、57、62、96、97、98、100、149、150、153、154、155、160、164、172、190、195ページ）
リハビリテーションの略。事故や病気で後遺症が残った者などを対象に、その能力を回復させるために行う訓練や療法。

・リリカ（↓2、4ページ）
神経が原因の痛みを抑えるための薬。

脊柱管狭窄症をもっと知るための本

脊柱管狭窄症に関する本は、近年、数多く出版されています。ここではそのなかから、特色ある五冊を紹介します。

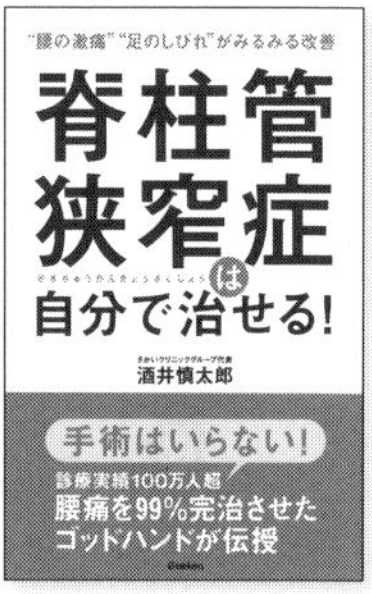

脊柱管狭窄症は自分で治せる！
酒井慎太郎 著
学研　二〇一六年

腰痛を治す「ゴッドハンド」を持つといわれる著者が、手術をしないで脊柱管狭窄症を治す方法を解説。テニスボールを使ったストレッチの方法や、日常生活で心がけるポイント、実際に脊柱管狭窄症を克服した人の実例集など、実用的かつ読みやすい内容。入門の一冊としても。

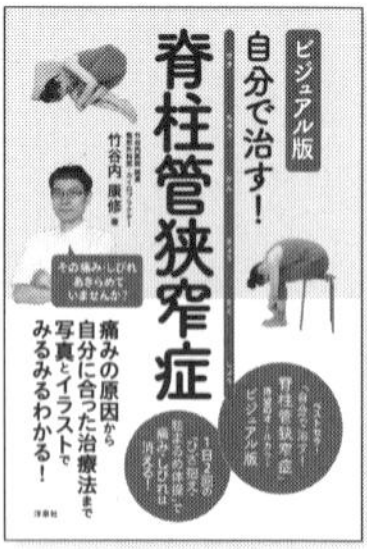

ビジュアル版
自分で治す！　脊柱管狭窄症
竹谷内康修 著　洋泉社　二〇一六年

カイロプラクティックを主体とした人気クリニックの院長である著者が、脊柱管狭窄症を克服するための「ひざ抱え体操」「腰まるめ体操」や、日常生活で痛みを起こさないための姿勢を紹介。オールカラーで、大きな写真を中心としたビジュアル本。すぐに体操が実践できる。

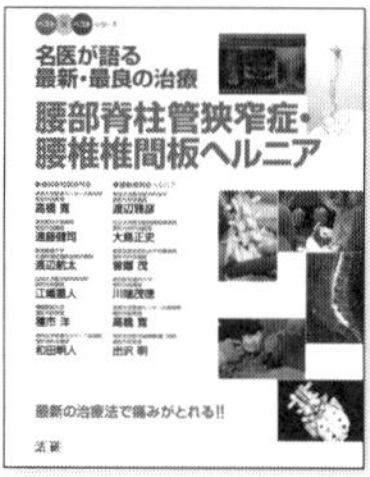

名医が語る最新・最良の治療
腰部脊柱管狭窄症・腰椎椎間板ヘルニア
高橋寛ほか 著　法研　二〇一三年

腰部脊柱管狭窄症と腰椎椎間板ヘルニアのそれぞれについて、保存療法、手術療法を問わず、さまざまな治療方法をそれぞれの名医が解説。どのような治療か、どう選んだらよいかが詳しく紹介され、メリット・デメリットの比較ができるので、治療に悩んだ時のガイドとして活用できる。

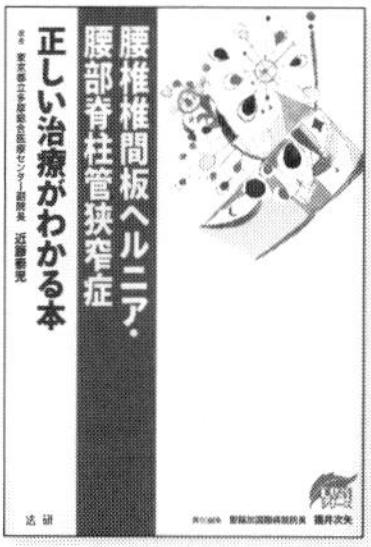

腰椎椎間板ヘルニア・
腰部脊柱管狭窄症
正しい治療がわかる本
近藤泰児 著　法研　二〇一〇年

腰椎椎間板ヘルニアと腰部脊柱管狭窄症について、診断、治療、正しい知識などを解説。理論が詳しく書いてあるので、一からしっかりと学びたい時に頼りになる一冊。巻末には、専門医のいる全国の主な施設を紹介するリストも収録されている。

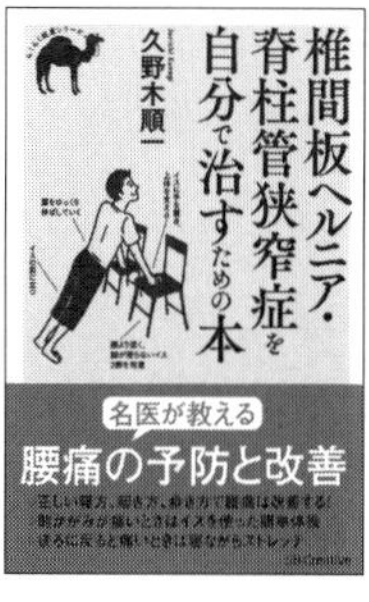

椎間板ヘルニア・脊柱管狭窄症を
自分で治すための本
久野木順一 著
SBクリエイティブ　二〇一四年

脊柱管狭窄症の主な症状の一つ坐骨神経痛を中心に、腰痛が起こる仕組みについて、背骨の構造から治療法まで読みやすい文章で解説。日常生活での姿勢など予防・改善法や、短時間でできる体操・ストレッチなども豊富に紹介されている。

さくいん

編集後記

この本を企画するにあたり、稲葉晃子さんが話した次の言葉が、私には、とても印象的でした。

「脊柱管狭窄症はお年寄りの問題で、腰痛がひどい人でも、脊柱管狭窄症なんて自分には関係ないと思っている人が多くいます。でも、最近の若い人の姿勢は、非常に悪い。この若い人たちが加齢していくと、今後、どんどん脊柱管狭窄症の患者が増えていくのではないかと心配しています。そうなると、日本の医療費は、どんどん増大……」

厚生労働省によると、日本全体の医療費は、平成二十二年度が三十六・六兆円でしたが、二十三年度三十七・八兆円。二十四年度三十八・四兆円、二十五年度三十九・三兆円と増加の一途をたどり、二十六年度には、ついに四十兆円になってしまいました。

脊柱管狭窄症と診断される人の数は、今、急増しています。もちろん、高齢化や医療検査機器の発達により、そう診断されることが多くなったのも確かです。長く生きてきた人の脊柱は、それだけで負担がかかっています。その様子が最新の医療機器で容易に見えてしまうのです。

悪い姿勢が脊柱管狭窄症を引き起こすのですから、稲葉晃子さんの言うとおり、この病気が医療費のさらなる増大を起こすと言ってもよいでしょう。

そう考えたとき、私は稲葉晃子さんのこの本が、「シリーズ・福祉と医療の現場から」にぴったりだと判断しました。

稲葉晃子さんは「はじめに」で、私のことに触れています。幸い私は、稲葉晃子さんの指導により間欠跛行が治っています。だからといって、この本を企画したのではありません。第一、いつ再発するかもわかりません。

でも私は、この本を自信をもって読者の皆さんへ届けたいと思っています。それは、脊柱管狭窄症というテーマを通して、福祉と医療のひとつの現場を知っていただきたいからです。もちろん、脊柱管狭窄症に悩む方には、その解決のヒントを、この本から得てほしいのは言うまでもありません。

「シリーズ・福祉と医療の現場から」企画担当

稲葉　茂勝

《著者紹介》

稲葉晃子（いなば・あきこ）

ロマージュ株式会社 代表取締役／米国NATA認定アスレティックトレーナー。元全日本女子バレーボール選手(ユニチカキャプテン)。カリフォルニア州立大学卒。米国の大学にてコアトレーニングの指導を重ね臨床データを収集し、現在の指導プログラムの基礎をつくる。スポーツチーム、学校、企業、病院・介護施設、自治体の健康づくり教室等にて指導、講習実績多数。最近は、インターネットを利用した腰痛LIVEクラスを行い、地域や場所を問わず、自力で取り組む大切さを直接伝えている。

編集：こどもくらぶ（関原 瞳）
制作：エヌ・アンド・エス企画（尾崎朗子）

写真協力（敬称略）：杉山明美、東谷友恵
フォート・キシモト、©Digtal Genetics - Fotolia.com
本書の写真掲載にご協力頂いた皆様に御礼申し上げます。なお、選手時代の集合写真については、日本バレーボール協会のご協力のもと関係者にはできる限り掲載のご連絡を試みましたが、全員にコンタクトすることができませんでした。

附録「腰再生プログラム」参考：http://corenoodle.com

シリーズ・福祉と医療の現場から④
脊柱管狭窄症をトレーニングで治す
——未来のための「腰再生」——

2017年10月20日　初版第1刷発行　〈検印省略〉

定価はカバーに
表示しています

著　者　稲葉晃子
発行者　杉田啓三
印刷者　和田和二

発行所　株式会社　ミネルヴァ書房
607-8494　京都市山科区日ノ岡堤谷町1
電話代表　(075)581-5191
振替口座　01020-0-8076

平河工業社

ISBN978-4-623-08142-4
Printed in Japan